神経質を伸ばす森田療法

不安をかかえるあなたへ

豊泉清浩 著

川 島 書 店

まえがき

　二〇一九年の年末に中国の武漢で発生した新型コロナウイルス感染症（COVID-19）は、瞬く間に世界中に広がり、パンデミックとなった。このウイルス感染症は、重症化すると致死率が高いため人々を恐怖に陥れた。わが国でも、二〇二〇年四月から人と人との接触を減らし感染拡大を防止するために、数回に亘り緊急事態宣言が発令され、未曾有の危機をもたらした。しかもこのウイルスは、変異を繰り返し、感染を拡大させている。

　この死に至る感染症に対して、多くの人々が死を意識し恐れる。しかし、感染症の対策を厳格に実施する人がいるかと思えば、そうでない人もいる。おそらくこの違いは、ユングのタイプ論を持ち出すまでもなく、その人の性格によるところが大きいのではないかと考えられる。

　この感染症に対して、死を恐れる人は、人と人との距離を保つこと、換気をすること、飛沫感染を防ぐために不織布マスクを着用すること、アルコールで消毒すること、手洗いやうがいを励行することなどの大切さを知り、実行するようになる。また、ワクチン接種も積極的に行なう人が多い。

　もちろんこのような人は、感染症に対してのみ不安になるわけではない。たとえば、体の些細な違和感や不快感を気にし、重大な病気ではないかと不安になる。事故の報道があれば、自分も同じような状況に遭遇しなければいいがと心配になる。急に不安になって、動悸がしたり息苦しくなったりすることがある。また、外出する際に電気機器やガス器具が消されているか、鍵が閉まっているか何度も何度も確認する人や、嫌な考えが浮かび、それを打ち消そうとするとますますその嫌な考えが強くなって苦しむ人がいる。

このように、気にしやすくて心配性の人を一般に神経質という。神経質の人は、注意が自己の内面に向かう内向的な人であるから、自己内省的で、しかも理知的である。だから、考えをめぐらし、物事を悪い方向へと考える。しかし、だれもが神経質であるわけではない。同じ事柄についても、心配する人がいるかと思えば、あまり気にしない人もいる。したがって、今日のようなパンデミックによる社会不安の時代では、神経質の傾向を有する人間こそ、この社会環境での生活において模範的な行動を取りうる素質を持っているとも考えられる。

神経質という言葉は、一般に気にしやすく心配性の人の性質を指すが、その人の性質だけに留まらず、その人の素質に基づいて発症した神経症の症状を含めて、神経質と名づけたのが、本書で見ていくことになる森田療法の創始者、森田正馬である。つまり森田は、神経質の人は、多かれ少なかれ神経症の症状を持っているので、性質と症状を連続的に捉えて、神経質と称したということである。そもそも森田正馬自身が神経質であり、幼い頃から死の恐怖を感じ、少年時代、青年時代も、体の不調に悩まされ、背後に死を感じて苦しんだ。

さて、筆者も神経質であり、青年時代に、身体的、精神的な不安に苦しんだ。不安をなんとか克服し、そこから脱しようと試みたが、なかなか脱することができずに、不安は増すばかりであった。そのような折、二十四歳の頃、森田療法に出会った。まず本を読み、自分の苦悩の正体に気づいた。それは、同時に自分の考え違いがわかったということを意味する。それを契機に、生活の仕方を改め、前向きな生活を心がけた。したがって筆者も、不安をなんとか克服したいと悪戦苦闘した人間であるから、本書には随所に自分の経験が生かされている。

森田療法は、不安を異物として取り除き、消去しようとする精神療法ではない。そうではなく、不安とともに生きる生活の仕方を教えてくれる。不安があっても、症状があっても、やるべき生活ができれば問題ないと考えるのである。

森田療法のありがたいところは、神経症の一類型である神経質を、病気と考えていないことである。つまり、神経質者は、健常人であるということである。神経質者は、その素質に、ある機会的原因が加わり、注意がその不快感に集中することにより、症状を主観的に作り上げ、その症状にとらわれている。したがって、神経質者は、考え違いを改め、生活を正せば、症状があっても生活できるようになるのである。そしてこのことが、森田正馬の温かい人柄によるものと気づく時、神経質の方は、自分の挫折を克服し、神経質の性格を活かす生活に入っている。その意味から、本書では、森田とほぼ同じように神経質という言葉を使っている。

さて、森田療法に関する書物も数多く出版されているので、本書の特徴を明確にしておきたい。

第一章では、神経質の意味と神経質の症状について見ていく。第二章では、森田正馬の人生の歩みと神経質治療法の成立との関係を重視し、森田の生き方が独自の精神療法を生み出した点を明らかにする。第三章で、森田療法理論の要点を、森田の著作に基づき、わかりやすく解説する。

第四章では、神経質の性格を考え、第五章では、神経質という素質を肯定的に捉え、その素質をいかに伸ばし切るかという観点から、生活の仕方について論じる。第六章では、森田療法が教育に示唆するものを探る。

このように本書では、どちらかといえば明るいイメージではない神経質に逆の発想から光を当て、神経質をよい性質として肯定的に捉え、神経質者が自分のよい面を大いに伸ばして個性を発揮し、生き尽くす方途を探ろうとする。この森田療法が人間形成に示唆するものを探る見方を、教育学的観点と呼ばせていただきたい。その意味で、特に第六章は、本書を特徴づける内容になったと思う。

本書では、森田正馬の著作の引用文は、現代仮名遣いに改められ、旧字が新字に改められているなど読みやすくなっている新版があるものについては、新版を使用している。

なお、本書は、二〇〇六年に『森田療法に学ぶ――神経質を伸ばす生き方』（川島書店）として刊行した書を基に、加筆、修正して書き改め、選書の形式にしたものであることをお断りしておきたい。

本書は、不安や症状に悩まされている神経質の方、精神療法に興味・関心を持つ方、教育関係者等を念頭に執筆した。本書が、不安とどのようにつき合い、どのように生活すればよいかという、森田療法よる生活法を知る機縁にでもなってくれるようであれば、筆者としてこれにすぐる喜びはない。

目　次

第一章　神経質の症状

一　神経質の意味と神経質の分類

神経質という言葉

神経質という言葉は、日常会話で普通に用いられる。「あなたは神経質ですね」とか「君は神経質になっているね」とかいう。最近では、神経質な様子や神経過敏の様子を、たとえば「本番前でナーバスになっているね。もっとリラックスした方がいいよ」というように、「ナーバス」といったりもする。「神経質」にしろ、「ナーバス」にしろ、一般に気にしやすい人、心配しやすい人の性格を指して、あまりよくない意味で用いるのが一般的ではないかと思われる。

神経質とは、人間の性格の一類型である。森田のいう神経質も、このように気にしやすい性格と無関係ではないが、もう少し別の意味合いで用いられている。森田が神経質という場合、性格類型の一つから発展して、その人の人格や症状まで含めて考えている。森田のいう神経質は、ある素質から発症する神経症をも意味している。森田は、素質と症状に関連性、連続性を認め、神経質という名称で呼んでいる。換言すれば、森田のいう神経質は、神経症の症状を克服してこそ人間的に大いに成長する人の特徴を示しているとも考えられる。つまり森田は、神経質者を病人としてではなく、健常人として捉えるのである。

こうした捉え方は、自ら神経質の症状に苦しんだ森田独自のものであり、そこには神経質者に対する深い愛情と慈しみを感ぜざるをえない。神経質者は、症状にとらわれて生活が後退している時はまるで敗残者のようであるけれども、その素質のよい面を自覚し、自らの夢と希望と憧れに気づき、前向きに人生を歩めば、立ち直り、立派な人生を送ることができるという思いと願いを込めて、神経質という名称を用いていることを知るべきである。神経質という呼称は、神経質者を励ます実に温かくありがたい名称である。まさに神経質者の人格と可能性を認めてくれているのである。

神経質の名称についてもう少し触れておこう。大原健士郎は、「(森田)神経質の名称であるが、森田自身は神経質と名づけ、高良が神経質症と改めて、論議が起こったので、下田光造が森田神経質と呼んではどうかと提案し、決着がついたようである」と述べている。「下田は、神経質をヒポコンドリーと言ってはどうかと提案していた。」

高良武久は、森田のいう神経質を、「神経質症」という用語で表わす。また、鈴木知準は、森田のいう神経質を、「神経質タイプの神経症」と称している。

神経質と神経症

さて、神経質の症状発症の理論については後で見ることにして、ここではまず神経質の症状から見ていくことにする。

神経質の人は、症状があっても精神的な症状であるとは認めたがらない傾向がある。神経質の人は往々にして頑固であり、自分は、何か得体の知れない奇病になり、あるいは不幸を背負ってしまったと思い込む。精神的な症状であるとは思いもよらないので、医療機関にかかり、検査を受けたりする。その結果、「なんでもありません。あまり気にしない方がいいですよ」といわれても、症状があるのだから、この医師にはわからないのだと別の病院に行って受診したりする。自分では症状に苦しんでいるから、薬を飲んだり、漢方薬やサプリメントを飲んだり、鍼灸をしたり、あるいは祈祷をしたり、宗教団体に入ったり、いろいろ努力する。しつこいくらい症状をなんとかしたいと努力するが、正体がわからずますます苦しむ。

神経質の症状は、神経症の一つのタイプであるのに、神経質者は、神経症を精神異常者と誤解することが多いので、自分は精神神経科を受診するような症状ではないと固く信じていることも多い。そのため内科や他の診療科を受診するため、「特に心配することはありません」といわれても、この医師にはわからない奇病かもしれないなどと勝手に想像し、ますますとらわれはひどくなる。

症状はあるが病院で検査を受けても何ともないといわれる、あるいは多少病気の傾向はあってもそれほど心配する状態ではないといわれたが、生活にも支障が出る症状がもう何年も続いている、つまらない考えが浮かび、それに苦しめられている、外出が辛くて家に閉じこもっている、このような感覚に長い間苦しめられている方も少なくないのではないだろうか。実は、これらの感覚は、神経症と無関係ではないのである。

森田は、『神経質ノ本態及療法』において、神経質を、普通神経質、発作性神経症、強迫観念症の三つに分類する。森田によれば、以前には、ヒポコンドリーを加えて四種であったが、これは普通神経質と明らかに分離することが難しいために、この項目を除くことにした。多くの場合、この三つの内のいくつかが関連し合って症状となっている。

普通神経質

普通神経質は、固有の神経質で、神経質の狭義のものといってよい。従来一般に、先天性もしくは体質性、内因性とか、慢性神経衰弱症とか、脳神経衰弱とかいっているものである。これは、単に患者がある機会から、特にその症状に執着するようになったというだけである。森田は、もし一度神経質の精神的執着ということに着眼することができたならば、これらの専門的治療を加えなくても、単に患者の精神的態度と生活状態との改善によって、これを根本的に治癒させることができると考える。

森田は、精神の疲労を、特に神経衰弱と呼ぶ必要を認めない。なぜなら、神経衰弱の症状は、心身の疲労なり、疾病なりが経過して、回復するとともに消失すべきはずのものだからである。だから、神経衰弱症といわれる症状は、精神的執着によって起こる神経質の症状であると考えるのである。

発作性神経症

発作性神経症とは、森田が初めて名づけたもので、いわゆる不安神経症である。これには、心悸亢進発作、手足の脱力発作、めまい発作、逆上、卒倒感、不安発作、悪寒、ふるえ発作、その他胃痙攣または子宮痙攣などと誤られるいろいろな疼痛様発作がある。これらの発作はすべて主観的に起こるものである。この発作の本態は、恐怖の感動である。

強迫観念症

強迫観念とは、患者がある機会からある感覚もしくは感想をヒポコンドリー性に病的異常と見なし、これを感じないよう、考えないようにと抵抗するところから起こる心の葛藤に名づけたものである。すなわち、精神の葛藤がなければ、強迫観念はない。森田は、「だから、本症の治療では、患者にその苦痛を苦痛として自然のままに味わわせ、抵抗する心をなくさせればもう強迫観念はなくなるのである」という。

森田によれば、強迫観念の例としては、縁起恐怖、赤面恐怖、不潔恐怖、毒物恐怖、黴菌《ばいきん》恐怖、疾病恐怖、梅毒恐怖、精神病恐怖、窃盗恐怖（盗賊を恐れたり、自分が窃盗するのではないかと恐れるもの）、殺人恐怖（殺されることを恐れるものと、自分が人を殺すことを恐れるもの）、瀆神《とくしん》恐怖（神を汚す恐怖）、怨恨《えんこん》恐怖（人に怨《うら》まれるのを恐れるもの、人に対する怨みを忘れられない苦悶）、火事恐怖、閉所恐怖、高所恐怖、尖《とが》り物恐怖、数の恐怖、失念恐怖、不道義恐怖、間違いの恐怖、誤解恐怖、懐疑恐怖、虚無恐怖、計算恐怖、読書恐怖、夜の恐怖、排尿恐怖、性欲に関する恐怖、地球の回転によって地球外に振り落とされるという恐怖など、挙げれば切りがない。

二　神経質の具体的な症状

普通神経質の症状

普通神経質の症状は、体の些細な不調を重大視し、重い病気になりはしないか、重い病気ではないかと疑い、心配する傾向と関係する。たとえば、胃の症状がある。胃の調子がよくない、食欲がない、胃がもたれ、吐き気がする、胃が痛い。胃潰瘍かもしれない。もしかすると胃癌かもしれない。胃の検査をして、特に大きな問題がなくても、異常がなくても、症状がある人がいる。胃の検査をして異常なしといわれ、症状がほぼ消失する場合もある。また特に異常がなくても、下痢と便秘を繰り返す人がいる。

咳が出る。咳がなかなか治らない。肺炎になってしまうかもしれない。肺結核かもしれない。肺癌かもしれない。

その他、トイレへ行く回数が多い頻尿、病院で測る血圧が高い、脈が乱れる不整脈や期外収縮、不眠症、目が疲れるなどの症状もあるが、いずれも病院で検査をして特に異常がない場合は、神経質の症状である場合が多い。

普通神経質の例を挙げてみよう。

体がだるい。疲れが取れない。慢性的な疲労だ。いや、だんだん疲れが積み重なって取れなくなったのだから、慢性的な過労だ。体がいつも疲れているし、頭も重い。この疲れが取れてくれないと、いつまでも体調がよくならない。このだるさをなんとかしないといけない。何かの病気かもしれない。病院で検査をすると、肝臓も腎臓もなんともないといわれた。でも、もしかするとこれは病院でもわからない、難しい病気かもしれない。きっと奇病だ。なんとか疲れを取らないと、まともに働けない。

なかなか眠れない。早く眠りたいのに、眠れない。早く眠らないと朝が来てしまう。三時、四時、ああ夜明けが近い。もう眠れない。少しうとうとしたかもしれない。よく眠りたいのに眠れない。八時間は眠らないといけない。なんとか熟睡したい。でも、夜よく目が覚める。夢をよく見る。ゆっくり体が休まっていないようだ。今夜こそよく眠りたい。よく眠れたら、体調がよくなるはずだ。

発作性神経症の症状

発作性神経症の症状は、今日では不安神経症とかパニック障害といわれる症状に当たる。この分類の症状も他の症状と関連しているが、急激な不安発作が起こる特徴がある。この症状の例を挙げてみよう。

満員電車に乗っていた時、急に息苦しくなり、不安に襲われた。心臓がどきどきして、なんとかしようとしても、ますます心臓が高鳴る。苦しいので降りたいが、急行電車だから、すぐに止まらない。なんとかがまんして目的地の駅に降りて、一息ついた。しかし、その後、電車に乗ることが苦痛になった。病院で、心臓に関する検査をしても、「何でもありません。気にしないようにして、普通に生活して下さい」といわれた。でも、また不安発作が起きるのではないかと思うと不安になる。やがて一人で外出することや一人で家にいることさえできなくなる。だれかがいないと非常に不安になる。不安になると、心臓がどきどきして、全身に緊張感がくる。外出ができなくなり、引きこもる。いつもだれか家族の者がいなければ、不安になる。家族の者も簡単に外出できなくなり、家族を困らせる。

本人も家族も、なんとかしなければと思っているが、一向に改善されない。引きこもりは一年も二年も三年も続く。本人も苦しいが、家族も大変な負担になる。なんでこんなことになってしまったのか。なんとかならないものか。不安発作をなくさない限り、自分の人生はこのままだめになる。以前のようにに戻りたい。そうしたら、何でもできる。不安さえなくなってくれればいいのにと思う。

急行電車に乗れない。いつ気持が悪くなるかもしれないし、トイレへ行きたくなるかもしれない。各駅停車なら、いつでも降りられる。すぐ降りられない急行電車は、恐い。急行電車のドアが閉まったら、十分以上も止まらない。電車に酔って気持が悪くなりそうだ。トイレへ行かなければ。ドアが閉まる前に降りなければ大変なことになる。あわてて電車から飛び降りる。目的地ではないのに。そして各駅停車でがまんする。電車は便利である。電車に乗らなければ目的地へ行くことができない。だが、電車に乗ることは非常に苦痛である。

強迫観念症の症状

強迫観念症は、いわゆる恐怖症であるが、これも他の分類と関連しながら複雑な症状を起こす。例を挙げてみよう。

駅のホームで電車を待っている時、ホームから落ちたらどうしよう、線路に落ちて引かれたらどうしよう、誤ってホームから線路に飛び込みはしないだろうか、と強い恐怖感に襲われる人がいる。だから、ホームで電車を待つのが苦痛になる。少しでも苦痛を減らそうとして、不安に耐えられず、階段の陰に隠れて電車が進入してからホームに下りたり、ホームへ駆け上がったりする。電車の進入は死を連想させる。「〇番線に間もなく△行電車が参ります。危険ですので、黄色い線の内側に下がってお待ち下さい。」危険なのはわかっている。危険なら、もっとスピードを下げてくれ。「自分はまだ死ぬわけにはいかない。」こう思えば、さらに死の恐怖に襲われる。ホームにいると、電車のスピードが恐い。だから、ホームで先頭車両の停車位置の近くで待つようになる。安全だと思うからだ。

不安に襲われたり、嫌な考えが浮かぶと、自分が狂って精神病になりはしないか、と恐れる。気が狂って、とんでもないことを言ったりやったりするようになったらどうしよう。犯罪を犯したらどうしよう。自分がそんなことをするはずがない。しかし、犯罪などしないに決まっている、と嫌な考えを打ち消そうとすると、万が一魔が差して、自分が物を盗んだり、人を殺してしまうようなことをしたら大変だ、と激しい不安に襲われる。

人前で話をする時、あがって、顔が赤くなり、どもってしまう。うまく言えずに、顔が真っ赤になってしまうから、人前で話をするのが嫌になった。人がどのように自分のことを思っているのだろう。どうしても人前で話をしなくてはいけなくなると、何日も前から不安で憂欝になる。人前で話すことを考えただけで、どきどきする。また顔が赤くなったらどうしよう、どもったらどうしよう。人が聞いている所で話すことがとても辛い。こんなことばかり気にする自分が惨めだ。

尖ったものが怖い。尖ったものが自分に刺さるかもしれない。尖ったもので人を傷つけてしまうかもしれない。そういうことを想像する。とても不安になる。尖ったもの、刃物、これらは凶器だ。怪我する、切断すると考えただけで怖くて、自分がおかしくなりそうだ。ばかばかしい考えが浮かぶ。でも、これは自分にとっては重大な問題だ。なんとかならないものか。

何回も何回も確認しなければ、気が済まない人がいる。火の元、ガス栓、電気器具のスイッチが「止」になっているかどうか、プラグがコンセントから抜けているか確かめる。「止」になっているが、本当にそうなっているか、立ち止まってじっと見つめたりする。安全を確かめることは大事なことだが、念を入れすぎ、繰り返し繰り返し確認する。一度確認したのに、もう一度、ついでにもう一度と確認してしまう。自分の気が済まないからそうする。だから、出かけようとしても、なかなか出かけられなくなる。もしもという心配が強すぎ、何回も確認する。自分でも少し念を入れすぎていると思うが、

「止」を目で確認していないと不安になる。確認するだけで疲れるほどである。出かけるのを諦めたくなくほど、確認し続ける。安全を確認しすぎて、次の行動に移れなくなるのである。

神経質の症状の特徴

これらの神経質の症状は、多かれ少なかれすべての人が感じうるものであるが、神経質の人はそれを強く感じ、それに執着し、それによって生活に支障が出てくる。強い不安は、よりよく生きたいという強い欲望の表われであるが、神経質者は、不安にとらわれると自分がなすべきことも見えなくなって、身動きできなくなってくる。症状はさまざまな形で表われるが、森田は、神経質の症状は、神経質者の素質と独特の心理機制によって固着したものと考える。したがって、森田は神経質を三つに分類したが、実際は、三つの内の一つが目立ったとしても、三つの症状が関連し合って成り立っている場合が多いのである。

第二章　森田正馬の生涯と神経質治療法の成立

後年、森田療法と呼ばれるようになったわが国独自の精神療法を樹立した森田正馬がどのような生涯を歩んだかを、自らの神経質を克服しながら神経質治療法を成立させる過程と関連づけて見ていくことにする。

一　生い立ちと青年時代

誕生日と名前の読み方

森田正馬（もりた・しょうま）は、一八七四（明治七）年一月一八日、高知県香美郡《かみ》富家村《ふけ》（現・香南市）兎田《うさえだ》に、父森田正文、母亀女の長男として、生まれた。明治十年末に戸籍法ができ、届出をした戸主は祖父の森田正直であった。正馬の誕生日については、『森田正馬全集』第七巻及び野村章恒『森田正馬評伝』の年譜には、ともに一月一八日となっているが、森田の日記をもとに生涯と業績を辿った畑野文夫は、一月一八日は旧暦であると指摘する。畑野は、「正馬は明治五年に太陽暦が採用された後の生れであるから、誕生日は二月八日とするべきである」と主張している。

森田正馬の名前の読み方は、「まさたけ」とする本が多いが、「しょうま」とする本も少なくない。主に二つの読み方が混在し、混乱が見られる。畑野によれば、「この混乱の種はどうやら本人が蒔いたものらしい。」それは、一九三六年の第五八回形外会（正馬を囲んだ神経質者の座談会）での本人の発言によるようである。「私の名は、本当は正馬《ショウマ》でなく、マサタケと読みます」（『森田正馬全集』第五巻）という記録が根拠となっている。畑野は、これは漫談であり、「これからは「マサタケ」と呼んでほしいという話ではない」と述べ、混乱が本格化したのは、一九七五年の全集刊行後であると指摘している。畑野は、疑問に思い、調べた結果、正馬の署名、サイン、出版物、身近に接した方の証言などから「まさたけ」という読み方はなく、「しょうま」であると報告している。そして、「旧版で表記していた「まさたけ」を「しょうま」に変更した『高知県人名事典』新版（高知新聞社）は、ひとつの見解を示したと思う」と述べている。因みに、森田正馬による神経質治療法を受け、神経質の症状が全治するに至り、その後精神科医となり森田療法を実施した鈴木知準《ちじゅん》は、「しょうま」と呼んでいた。本書では、これも一つの根拠として「しょうま」とふりがなを振ることとした。

生い立ち

さて、森田家の家系を辿ると、正直の父、正馬の曾祖父寿助の働きが大きかったことがわかる。寿助は十一歳の時、養父和助に死なれ、養母と共に一生懸命働いた。寿助は、根性のある人で、貧しかった森田家を支え、息子の駒吉（幼名）、後の正直に家督を譲った時には、自作農地は一町二反、山林は二一ヶ所、年季株二つあったという。寿助は、森田家における農民魂を貫き、財産を築いた。

祖父正直は、父親の築いた農耕の仕事を好まず、武家に奉公に上がった。馬詰家で、精勤が認められ、重要な役へと十五回も昇進し、二〇歳まで勤め、士族となった。正馬は、この譜代の初代士族となった祖父を大変尊敬していた。曾祖父が辛苦して財産を築き上げた上に、祖父が辛抱の末に武士の地位を獲得したといえる。

正直には一男三女が生まれたが、長男と長女はいずれも疱瘡で死に、女の子二人が残った。二女は亀女といい、後年、正馬の母親となり、三女は寅女といい、正馬の妻、久亥の母となる。

正馬の父、正文は、郷士塩井正時の次男として、一八五二（嘉永五）年に生まれた。二一歳の時、森田正直の養子となって正馬の母亀女の配偶となった。母亀女は十九歳でいとこと結婚したが、夫婦間の折り合いが悪く、離別し、二五歳で正文と再婚したのである。正馬が生まれたのは、翌明治七年であり、父二二歳、母二六歳、祖父五九歳であり、亀女の再婚前の子、正馬の姉道女五歳であった。後に、弟の徳弥と妹の磯治が生まれる。

正馬の父正文は、富家村の教員不足から、小学校で教えていた。正文は、郷士の家庭教育を受け、誠実で他人にへつらうことを嫌い、真面目で虚栄を嫌った。また、手先が器用なのが特徴であり、外界に対する観察も細やかで熱心であった。独力で自分の家を改築したり、七年もかけて清水から家に水を引いたり、病気らしい蚕を見つけると観察し続けたという。

正馬の母亀女は、一四歳まで、高知市外の小高坂村で育ち暮らした。手習塾にはわずか半年ほど通っただけであったが、読み書きの用は足りた。性質は勝気で男まさりのところがあり、身体は小柄であったが丈夫であった。女性としてなすべきことは何事も手速くやり遂げた。せっかちで、物事に熱中する癖は、夫と似ていた。人情に厚く、世話好きであった。

正馬は、幼名を光（みつ）といった。おとなしくて手のかからない子であり、阿呆じゃないか、といわれたこともあった。部屋に一人で置いておけば、玩具をいじりまわして遊んでいた。四、五歳の頃には、いろはの文字も覚え、絵本も読めるようになった。

五歳で富家尋常小学校へ入学した。その時小学校の教師をしていた父は、躾もやかましく厳しかった。父があまり勉強に熱心なので、光は学校へ行くのを嫌い出した。九歳の時、村の寺で極彩色の地獄の絵を見た後、ますます死後のことを思い、死を恐れて夜眠ることができず、夢にうなされることなどがあった。死後のことを考え恐れ、死の恐怖にとらわれた神経質な子であった。

青年時代

一八八七（明治二〇）年九月、一三歳で、高知県立中学校に入学した。頭痛持ちで、病弱であった。

成績はあまりよくなく、五年で卒業すべきところを、八年かかり、明治二八年に卒業している。中学校二年の時、心臓病といわれ、二年間高知病院に通院し、留年することになった。この時の心臓病は、後になって神経質の症状であったと述懐している。中学四年の頃までは、成績が不良で、特に数学が不得意であった。

一八歳、中学三年の時、父親が学資を制限するのに腹を立て、苦学しても自力で勉強をしようと友人と共に家出をし、上京した。当初、三年課程の郵便電信学校に入って官費生として自活しながら自分の好きな道に進もうと思っていた。自炊生活をし、予備校に入学し、睡眠時間四時間で猛勉強をした。しかし、無理がたたり、脚気になり、歩くのも不自由になり、挫折して帰郷することになる。両親の前に両手をついて謝罪し、今後は父のいいつけを守ることを誓って、中学に復学した。

中学五年の時、明治二七年二月、寄宿舎生活をしていたが、腸チフスにかかり、重症のため、二か月あまり病床につき、一年留年する。この腸チフスは、寄宿舎の隔離病室で弟の徳弥の献身的な看護付添いで全快した。

中学時代にも宗教的な事柄に心を傾け、奇術、奇蹟、その他迷信的なことに興味を持ち、呪咀《じゅそ》、卜占《ぼくせん》、骨相《こっそう》、人相等の書を好んだ。したがって将来の希望として、哲学を志すに至った。学業には、それほど身が入らず、心理、論理、経済、法学通論などを読み、多くは哲学的なものを読んだ。

一八九五（明治二八）年七月、正馬は二一歳で中学校を卒業した。中学校卒業時、父は、正馬が身体虚弱であること、そして学資を出すだけの経済的な余裕がないことを理由に、高等学校に入学することを許さなかった。そのため正馬は、父に背いて官費の士官学校にでも入学しようかと考えることもあった。そのような時に、大阪の大黒田龍《おおぐろでんりゅう》が、医学部志望者がいたら世話をしたいと、高知中学校長に申し出てきた。正馬ともう一人がこれに応ずることになった。正馬は、大黒田龍から奨学金をもらうことにして、当初の工学部志望を医学部に変更し、熊本第五高等学校に入学してしまった。ところが、この学資が、将来養子になるという契約で出されていることを、父が知り、両親や親戚の人々を驚かせた。父は学資を出すことにした。父親から、学資を出すことの交換条件として、母の妹の長女久亥と結婚することが出された。正馬もこれを受け入れ、大黒医師に七か月分の学資の立て替えを支払って解約の相談は成立した。

正馬二二歳、久亥二一歳、明治二九年七月二九日に結婚式の仮祝言をした。その時、久亥は製糸の指導教師の職を持っていたので、挙式の翌日勤務地に帰って行った。結婚したといっても、夏休み帰省中だけの同居生活であった。

高等学校では、中学時代に比べると、成績はよかった。学課では、物理、動物学等を好み、数学は得意となったが、外国語の会話は不得意であった。哲学的なことに対する興味関心は変わらず、生死の問題は常に脳裏から離れなかった。医学の基礎を学ぶことによって、実際的な科学を学ぶことの必要性を感じ、三年の時に自分の進むべき道は精神医学であると決心した。

神経質と不安発作

正馬は、一四歳頃より頭痛の常習があり、一、二の医師には心臓病といわれ、長く服薬したが、これは、実は神経質であったと後年わかる。頭痛については、高等学校の初めの頃、近隣の医師に、「それ位の頭痛は誰にもある事だ」といわれ、またふだんは母などから、「お前の頭痛は常に自ら頭痛があるかあるかと考え出しているようなものだ」といわれ、いつも憤慨していた。その時から、「もし自分の病気が増悪して、死に至るようなことがあっても、それは母のためである」と憤激して、その後は自ら頭痛がするままに放任して思い切り働くようになった。これが動機となって、大学在学中、いつとはなしに頭痛を忘れるようになった。

また、高等学校二年の頃から、坐骨神経痛と医師に診断された腰痛にかかり、医薬、温泉、注射療法、鍼、按摩等を試したが効果がなかった。歩行困難で、常にそれに悩まされていたが、大学卒業後、境遇の変化とともに自然に治癒した。これは実は神経痛またはろいまちす性のものではなく、神経質性の腰痛であった。その経過は、実に七、八年の長きに亘った。

ところで、中学五年の時にかかった腸チフスの治癒後、六月一日に自転車を乗り回した夜、急に心悸亢進、悪寒戦慄発作を起こし、死の恐怖に襲われた。直ちに医師を迎え、下宿の人々も大騒ぎしたが、翌日は何のこともなかった。その後時々軽い重いの差はあっても、同じような発作を起こすようになった。

高等学校時代は著明な発作はなかったが、大学時代は年々数回同じような発作があった。二年級の時、ある夕母とただ二人でいた時、同じような発作が起こり、正馬は自ら脚気衝心ではないかと恐れ、動くことができず、ものをいえば急に心臓が停止するかと思い、母に対してものをいうこともできなかった。母は驚き戸惑って、近隣の女に頼んで医者を呼び、医者が来るとともに、治まった。これも大学卒業後、その恐れるに足らないことを知って、いつともなく忘れることができた。これも後に正馬が神経質の研究に当たって、発作性神経症と名づけたものである。

一八九八（明治三一）年七月、五高を卒業、九月二四歳の時に、東京帝国大学医科大学に入学した。最初は大学寄宿舎に入ったが、その後下宿を変えた。友人のつてでドイツ語を夜学で教えたりして、報酬を得てもいる。同年一二月、郷里で久亥との結婚披露宴を執り行なった。

二　精神医学の道へ

神経衰弱症と必死必生の体験

正馬は、自分の必死必生の体験について、主著『神経質ノ本態及療法』では次のように記している。

（引用文は、『新版神経質の本態と療法』白揚社、二〇〇四年から引いた。）

「なお、私はとくに高等学校と大学の初期との時代は、ほとんど常にいわゆる神経衰弱症に悩まされた。その前に私は十八歳のときに、東京に来て麻痺性脚気《かっけ》にかかったことがある。東京帝大に入学してからは、常に脚気を恐れていた。入学後間もなく、大学の内科で診察を受けて神経衰弱といわれ、その後さらに脚気の合併と診断され、一年間の大部分は薬剤と離れなかった。それなのに、私はその一年級の終りのときに、ある動機から私の身心に一大転機の起こる機会に遭遇した。それは、私が必死必生の心境を体験することができたことである。それは、この一年間、いわゆる病気のためにほとんど学科の勉強はできず、すでに試験間際になってその試験に応じることができないようなありさまであった。おりしも国元から二ヶ月も送金がない。私は人を怨《うら》み身をかこち、やるせない憤懣の極み、自暴自棄になった。よし！　父母に対する面当てに、自ら死んでみせようと決心した。後に考えれば誠に気《げ》ないことであり、他人から見ればきわめて馬鹿気たことであるけれども、自分自身のそのときにとっては真剣である。薬も治療も一切の摂生を放擲《ほうてき》した。夜も寝ずに勉強した。まもなく試験も済んだ。成績が思ったよりも上出来であったときには、いつの間にか脚気も神経衰弱もその行衛《ゆくえ》がわからなくなっていた。国元からは送金もあった。養蚕《ようさん》が忙しくて、送るのを忘れていたとのことである。私の今までの神経衰弱は、実に仮想的なものであった。もとより脚気でもなかった。」この出来事は、正馬にとって一大転機となる体験として重視されてきた。

ところが、正馬の日記を丹念に検証した畑野文夫は、この体験より以前に、父親から送金があったと記録されていることに疑問を呈している。この点について畑野は、正馬にこの体験を飾り立てて誇張する意図があったのかもしれないと指摘している。また畑野は、正馬が勉強しないでいたのは、勉強不能に陥っていたからではないかと推測している。

正馬が晩年に書いた『我が家の記録』には、「必死必生の体験」が次のように記述されている。

一八九九（明治三二）年二五歳、寄宿舎にいる時から、大学病院で神経衰弱症及び脚気といわれ服薬を続けていた。春休みは住田という友人と共に箱根に転地したこともあった。試験前になっても病気のため思うように勉強することができず、補欠試験を受けることにしようかと思い煩っていたところ、同級生の伊達が訪ねて来て、不利益を被ることを説き、受験を勧めてくれた。しかも、当時久しく父親より送金のないことに甚しく怨み憤り、父に対する面当て半分に、自ら服薬をやめ、思い切り試験の勉強をした。すると意想外にも脚気及び神経衰弱症にはさほどの影響もなかった。一一九人の内二十五番となり、受験を勧めてくれた友人とその成績に著しい隔たりがあるほどだった。

先程の『神経質ノ本態及療法』からの引用文では、脚気も神経衰弱もまるでその症状が消失し、治ったような書きぶりだが、『我が家の記録』では脚気及び神経衰弱症にさほどの影響はなかったと、症状が悪くなることはなかったと表現されている。

この点について畑野は、「明らかなトーンダウンである」と記し、「思い切って勉強したら結果は予想外の好成績であった」という部分に注目し、「ここに勉強不能の克服が隠されている」と指摘している。

いずれにしても、「必死必生の体験」は、正馬の症状が脚気や神経衰弱ではないということ、つまり体が疲れていたり、神経が疲れていたりするものではなく、神経質から起こった精神的症状であり、神経質は先天的素質であるとの自覚に至る重要な契機となった。つまり、この体験は、正馬にとって、当時の自分の神経衰弱を克服する一大転機となったとともに、後の森田療法の理論形成の端緒となった重要な体験であったことは間違いない。

精神医学を志す

一九〇〇（明治三三）年、二六歳の九月、正馬は久亥と共に上京し、真砂町に借家する。一九〇二（明治三五）年二八歳、大学に精神病学教室助手の志願書を提出する。四年級の試験席次は一九番であり、精神病及び衛生学は百点であった。明治三五年一二月、医科大学卒業、直ちに巣鴨病院医局に入る。一九〇三（明治三六）年二月、二九歳、東京帝国大学助手の辞令を受け、呉秀三（一八六五—一九三三）の指導の下に東京府立巣鴨病院に勤務する。当時、精神科の教室は巣鴨病院と同居していた。精神科を志望する学生は少なく、その年に入局したのは正馬一人であった。精神科では収入が少ないということが、志望者があまりいないことの理由の一つのようであった。

ところで、日本の精神医学の講義は、ドイツ人教師エルウィン・ベルツ（Erwin von Bälz, 1849–1913）によって、明治九年に内科学の講義の一部として始められた。日本人の初代教授は、榊俶であり、明治一九年に開講された。呉は榊教授の門下であり、明治三〇年九月にヨーロッパ留学の途につき、ウィーン、ハイデルベルク、パリに留学した。呉はドイツで、後に近代精神医学の開祖と呼ばれたクレペリン（E. Kraepelin, 1856–1926）の下で精神医学を学んだ。クレペリンは、自然科学的な研究方法を精神医学に導入し、正確で豊富な実地経験の上にのみ精神医学を確立しようとした。呉は、明治三三年四月に東京帝国大学から医学博士の学位を受け、明治三四年一〇月帰朝と同時に教授として講座主任となり、巣鴨病院医長を兼ねた。したがって正馬は、呉を通して、クレペリンの研究方法を学んだといえる。

精神療法への歩み

一九〇三（明治三六）年六月、根津須賀町に転居し家を借りて内職の開業をしたが、患者が集まらず止めてしまう。同年六月、看護人講習会を計画したり、病院にオルガンを購入して遊戯を奨励したりした。同年七月、巣鴨病院作業療法計画主任となり、病院の空地を利用し、患者に開拓させた。これは、正馬にとって作業療法の発展の端緒となった。七月二六日、妻久亥が大学病院で女児を死産してしまった。正馬は落胆したが、久亥が病院から退院するのを待って、医科大学から派遣され、八月一一日から三〇日間、土佐の「犬神憑」の実地調査を行なって来た。

正馬は、青年時代から神経質の症状に苦しみ、その克服及び治療に関連してさまざまな試みをしてきた。正馬は、大学卒業後、催眠術を始めたが、それはだれかに習ったものではなく、一人で参考書を読んで、自己流に工夫したものであった。独学で催眠術を学び、実施してみたが、うまくいかずに止めてしまった。ビンスワンガー（O. Binswanger, 1852–1929）の生活正規法を応用して実施したりもした。

明治三六年九月、吉川寿次郎の後任として、東京慈恵会医院医学専門学校教授となり、一週一回精神病学の講義をした。同年一二月、正馬は大学院に入学し、弟の徳弥も慈恵医学校三年級に編入学した。四歳年下の徳弥は、学問好きで、勤勉で誠実で素直、父の農業を継いでいた。弟の学問好きを知っていた正馬は、徳弥に医者になることを勧めた。しかし、一九〇四（明治三七）年徳弥は三〇歳で、日露戦争が始まると、召集されてしまった。徳弥は、乃木大将の第三軍に入り、八月、第一回旅順総攻撃の中で戦死してしまう。正馬が徳弥の戦死の通知を受けたのは、土佐の両親のもとにいた九月一九日であった。家族の人々の悲しみはとてつもなく大きかった。

一九〇六（明治三九）年二月、正馬は生涯住むことになる本郷蓬莱町に転居した。その年の夏、東京高等師範学校の満州修学旅行に校医として参加し、弟徳弥の戦死した場所を訪ねている。明治三九年一一月、大学助手を辞し、一二月、根岸病院顧問となり、出勤した。根岸病院奉職後、午前中は、根岸病院で診察し、午後は日暮里から巣鴨へ汽車で行き、大学院学生として巣鴨病院病理研究室へ通った。この時期、根岸病院や巣鴨病院において、慈恵医学校の臨床講義をすることもあった。一九〇七（明治四〇）年五月、呉教授に、千葉医学専門学校の教授にならないかと推薦を受けた。正馬は迷った。当時、根岸病院顧問である一方慈恵医専教授であり、また巣鴨病院では、自分で整理した図書を自由に使うことができた。父親や久亥にも相談した。決断に迷い一か月余り煩悶した後、断わり、現地位に止まることを決めた。一九一一（明治四四）年九月一一日、長男正一郎が誕生した。結婚後一五年経ってやっと生まれ、正馬夫妻の喜びは大変大きかった。

三　神経質治療法の成立

家庭的療法の着想

ところで、正馬が、神経質に対する療法を実行し始めたのは一九一九（大正八）年からであるが、その年、巣鴨病院の永松婦長から長く神経衰弱に悩んでいると相談を受けた。正馬は、永松婦長が、派出看護婦会を始めるとその顧問となって講演を引き受けたり、永松婦長とは親しい間柄であった。そこで正馬は、妻と相談して、その年の四月に、永松婦長に、転地保養のつもりで、正馬の家に来てはどうかと勧め、家の二階に同居してもらうことにした。ところが、家の掃除などを手伝ってもらっている内に一か月余りで、永松婦長の症状は軽快し、勤務に堪えるようになった。これが動機となって、正馬は家庭的療法を思いついたのである。つまり、正馬は、大学時代の自分の必死必生の体験を思い出し、その体験とこの出来事を結びつけ、神経衰弱といわれるものは、体が疲れ弱っているのではなく、患者の主観によるものであり、家庭生活における作業を通して症状に執着しない状態を作り出すことができるという点に着目したのである。家庭的療法というのは、治療者の家族の一員として、家庭的雰囲気の中で、日常の生活を通して、精神療法を受けるという意味である。家庭的療法であるから、特に妻久亥の助力が大きかった。久亥は、治療上の助手となることもあれば、看護長となることもあった。この年十人の患者を自宅に下宿させ、治療を行ない、治っていく者が次々と現われた。治療することが難しいと思われていた赤面恐怖を初めて全治させることに成功した。

森田療法理論の確立

一九二〇（大正九）年正月に正馬は帰郷した。暮から下痢があったが、一月八日に血便があり、臥褥《がじょく》することになった。その後発熱が続き、チフス、結核の疑いが持たれ、長い間おも湯のみしか食べることができず、体が衰弱してしまった。妻や妹も死を予期し、正馬も死が免れられないとすれば、書き残した自分の思想をまとめる必要を感じたが、衰弱している状態では、思想もまとまらず、書く気力もなかった。友人の広瀬医師に症状を手紙で問い合わせたところ、二月八日に「反復性大腸炎」との診断で、適切な助言があり、それに従い、ようやく快方に向かった。臥褥七〇日余にして治し、三月三〇日に帰京した。この病気の回復期に、病床で正馬は読書を重ねた。自分の思想及び療法をまとめる意志が働いていたことは間違いない。

同年一〇月、中村古峡主宰の日本精神医学会から発行を勧められ、神経質療法の著書を書き始め、翌年一月四日に書き終えた。この第一の著書『神経質及神経衰弱症の療法』は、一九二一（大正一〇）年六月一日に出版された。正馬四七歳であった。正馬は、この書を『神経質の療法』としたかったところだったが、当時はまだ世間で神経質の症状を神経衰弱という言葉で表わすことが普及していたので、いわゆる神経衰弱の療法という意味を込めて、神経衰弱という病名も加えたのである。『神経質及神経衰弱症の療法』は、神経質の本態を、森田療法の理論的根拠であるヒポコンドリー性基調説によって明確に論じ、また神経質に対する特殊療法も四期に区分されていて、主著『神経質ノ本態及療法』の骨格が出来上がっている。『神経質及神経衰弱症の療法』は、多数の神経質の実例が挙げられているのが特色であるが、実質的にこの書によって、森田療法理論が確立したと見ることができる。

また、一九二一（大正一〇）年一月、中村古峡の依嘱により、『精神療法講義』を書き始め、半年ほどで書き終わり、出版した。『精神療法講義』は、正馬による精神療法の定義から始まり、精神療法全般について論述しているが、同時に正馬の精神療法観を展開している。とりわけ、正馬による神経質者に対する特殊療法が、随所に論述され、自己の精神療法に対する確固とした信念が見られる。また、教育療法の部分に、イタリアのモンテッソーリ（M. Montessori, 1870-1952）の教育学の影響が見られる点は、大変興味深い。

医学博士の学位取得

一九二二（大正一一）年一月一日、母親に励まされ、学位論文として翌二日から「神経質ノ本態及ビ療法」の論文を書き始め、二月二日に書き終わった。同年一二月、正馬はこの神経質論文を呉教授在職二五年の祝賀論文として提出したが、呉教授からそれを学位請求論文として提出するように勧められ、大いに喜びを感じた。

一九二三（大正一二）年二月四日、父正文が逝去した。同年四月、論文「神経質ノ本態及ビ療法」を主論文として、参考論文一篇とともに、大学に学位申請書を提出した。同年九月一日関東大震災で被災し、庭先の避難所において『恋愛の心理』の原稿を書いた。大正一三年四月、九か月かかった『恋愛の心理』を書き終えた。また同年四月、東洋大学教授となり、教育病理学の講義を嘱託され、昭和五年四月まで在職した。大正一三年八月、医学博士号を授与された。また同月、『恋愛の心理』を出版した。この書は、正馬の恋愛観を論じたものであるが、性欲や結婚生活についても論じ、随所に正馬の人生観が見られる。

四　森田療法の普及

主著『神経質ノ本態及療法』の出版

一九二五（大正一四）年三月、正馬は東京慈恵会医科大学教授となる。大正一五年一一月、『神経衰弱及強迫観念の根治法』を出版した。この書は、多数の実例を挙げ、神経質の療法の要点を解説している。

正馬は、フロイト（S. Freud, 1856–1939）の精神分析に異を唱え、一九二八（昭和三）年四月の日本神経学会では、フロイトから精神分析を学んだ、東北大学の丸井清泰教授と論争をした。昭和三年四月、主著『神経質ノ本態及療法』を出版した。この書は、神経質の原理を述べたもので、森田療法の要点を明解に論述している。この書の中には、随所にフロイト説に対する批判が見られ、神経症を性欲説に基づいて、幼児期の経験と結びつけることに強く反対している。

正馬は、『神経質ノ本態及療法』において、従来、神経衰弱とか神経質とかいわれている疾患に対して見解がまちまちで、その本態や原因にはいろいろな説があり、その治療も満足するようなものはないとの前提に立っている。正馬は、神経質の症状は、ヒポコンドリー性基調という素質の上に、些細な不調や不快感に注意が繰り返し集中する、精神交互作用によって成り立つとの立場を明確にする。

治療に当たっては、ヒポコンドリー性基調を陶冶すること、精神交互作用を破壊することが中心になる。また思想の矛盾という心理機制に着目して、思想の矛盾を打破する。そして、事実を体得し、現在になり切る態度を作り出そうとする。正馬は、二十年間の苦心の末、ついに家庭的療法を創始するに至った。

一九二九（昭和四）年一二月一日に、形外会第一回が発足し、昭和一二年四月、第六六回まで続けられた。形外とは、正馬の雅号であり、形外会は、入院者、退院者が集まり、正馬を囲む座談会で、その記録によると、神経質に関する貴重な指導や教訓が見られる。正馬は、患者に対して、厳しさも持ちながら、その一方で慈父のような優しさを持った存在であったと伝えられている。昭和五年には、神経質研究会ができ、雑誌『神経質』を創刊した。この雑誌は、学者だけではなく、一般の人にも読んでもらい、神経質の療法が実際に応用されることを念頭に編集されたものである。

晩年

昭和に入り、晩年の正馬にとって、森田療法の宣伝と普及という充実した時代を迎えたが、その反面、家族を失い、健康にも恵まれない、悲しく寂しい時期でもあった。昭和五年九月一一日、正馬の一人子の愛息正一郎が、肺結核のため、満一九歳の誕生日に死去した。正馬の悲しみは、たとえようもなく大きかった。この悲しみを克服するために、『亡児の思い出』を執筆した。昭和一〇年一〇月二一日には、久亥が、脳出血のため急死した。正馬の生活と森田療法の確立及び普及を支え続けた妻の死は、正馬を孤独のどん底へと突き落とした。昭和一二年四月、慈恵医大名誉教授となった。『久亥の思い出』を執筆し、昭和一二年一〇月に自費出版をした。昭和一三年二月一八日、母亀女が九〇歳で死去した。

正馬が、自分自身が肺結核に冒されていると自覚したのは二九歳の時であったといわれるが、正馬は元来病弱で、節制と気力で病気に立ち向かった。しかしもはや、家族は皆亡くなり、孤独の中で、一九三八（昭和一三）年四月一二日、肺炎により自宅で死去した。正馬六四歳であった。

森田療法の発展

森田正馬の亡き後、慈恵医大の教授となった高良武久、また他に野村章恒、古閑義之、鈴木知準、京都の三聖病院を創設した宇佐玄雄等、正馬のもとで学んだ高弟によって、森田療法は普及し、発展していく。また、正馬と同世代の当時九州大学教授であった下田光造は、学者として森田療法の効果を最初に認めた人物であり、正馬の論文をドイツに紹介することを手助けしようとさえした。正馬の下で森田療法を受けた水谷啓二が、森田療法の普及に尽力したことも見逃せない。

森田療法は、このような後継者の努力によって普及し発展している。欧米の精神療法家にも、森田療法に理解を示す人が増えている。精神分析学者のホーナイ（K. Horney, 1885–1952）は、森田療法に深い理解を示していたし、アメリカのレイノルズ（D. K. Reynolds, 1940–）は、アメリカ人に対して森田療法を実施している。現在では、わが国のみならず、アジア諸国はもとより、欧米諸国においても、森田療法に対する評価が高くなっている。森田療法の国際的な広がりとともに、森田療法を神経症の治療だけではなく、その他の病気の治療のためにもっと広く応用していこうとする動きも見られる。こうした新たな発展は、森田療法の理論が正しいことが検証されたことを意味するとともに、森田療法の原点を見失わないようにしなければならないという課題もわれわれに示しているといえよう。

第三章　森田療法の理論

一　神経質の本態

神経質と神経衰弱

森田療法の理論を学び、神経質の本態を知る上で、森田が「神経質」と名づけた症状は、当時は「神経衰弱」と呼ばれていたことが重要な意味を持っている。今日、神経症という名称は一般に使われても、神経衰弱という名称は、ほとんど使われなくなっている。トランプ遊びに「神経衰弱」というのがあるが、これは遊びの名称にすぎず、他ではほとんど使われない。

神経衰弱という名称は、アメリカの神経科医ベアード（G. M. B. Beard, 1839-1883）の学説に由来する。ベアードは、アメリカの急激に変化し進展する文化の影響によって心身が過労した状態を神経衰弱と称した。この学説が日本にも伝わり、明治期の文明開化による急速な近代化を目指した時期から、主に神経症の症状に対してこの名称が使われていた。神経衰弱は、文字通り心身が弱った状態だから、無理をしないで大事にして休養を充分に取り、回復を待たなければならないと考えられていた。つまり、体をあまり動かさずに、ゆっくり休養を取ることが第一と考えられていた。

森田自身も、すでに見たように、高知県立中学校時代に、頭痛の常習があり、病弱で、心臓病といわれ、長く服薬し、休養を取り、留年までしている。熊本第五高等学校二年の頃から坐骨神経痛と医師に診断され、さまざまな療法を試みている。中学五年の時にかかった腸チフスの治癒後、自転車を乗り回して、夜に心悸亢進、悪寒戦慄発作を起こし、死の恐怖に襲われた。高等学校時代は、明らかな発作はなかったが、大学時代は年に数回そのような発作を起こした。大学寄宿舎にいる時から大学病院で神経衰弱症及び脚気といわれ服薬を続けていた。要するにこうした森田が中学校時代から病弱に苦しんでいた症状は、神経衰弱といわれるものだった。

しかし後年森田は、単なる心身の過労の意味としての神経衰弱を否定した。森田は、ベアードがいう神経衰弱症を認めない。神経衰弱症という呼び名は弊害があるから使わない方がいいと考え、神経質を用いるようになった。その弊害とは、神経衰弱という名称だと、心身が疲れ切り衰弱した状態を連想させ、そのため安静にして回復を待つという誤った考え方に結びつくことにある。森田が、神経衰弱に代わり、神経質を用いるようになったのは、一般に神経衰弱と呼ばれていた症状は、心身の過労が原因ではなく、ある素質に、ある機会と作用が関係して固着した症状であると理解するようになったからである。この発想の出発点に、森田自身の経験があった

森田自身の経験

振り返ってみると、森田自身の経験として、二つの出来事が大きく関係している。一つ目は、前述した大学時代の必死必生の体験である。

森田は、青年時代、病弱であり、服薬したり、休養したりすることがたびたびあった。大学入学後も、神経衰弱症と診断され、服薬を続けていた。試験が近づいても、その準備ができないため、追試験を受けるつもりでいた。その時、友人が試験期に受けないと不利益を被ると忠告してくれた。森田は服薬をやめ、思い切って無理やりの勉強をした。その結果、試験の成績は上等であった。

久しく父親から送金がないことを恨み、「こうなったら父親への面当てに死んでやる」とばかりに、神経衰弱症のため服薬をし、静養が必要なのに、薬をやめて、猛勉強をした。父親への面当てというは、やや幼稚で無思慮な考えであるが、神経質者には自己中心的で自分のことしか考えない傾向がある。この出来事の後に、父親より、養蚕が忙しかったため、うっかり送金を忘れてしまったと金が送られてくる。むしろ送金してもらえるありがたい境遇であった。前述したように、こうした森田の主著『神経質ノ本態及療法』による記述と異なり、日記にはこの出来事の前に父親からの送金があったことが記録されている。

いずれにせよ、この体験により、森田の従来の病状は、脚気でもなく、神経衰弱症でもなかったということを実証した。森田は、従来の症状が、自分の生来の神経質から起こった精神的な症状であったことに気づく。森田は後年、この必死必生の体験は、一般の人々から見れば極めて些細なことであるが、自分のためには「人生観の一大転機」であったと述懐している。

二つ目は、森田が神経質に対する療法を実践し始めた頃の出来事である。大正八年に、以前から親しい間柄であった巣鴨病院の永松看護婦長から、長い間神経衰弱に悩んでいると相談を受けた。森田は妻と相談して、その年の四月に、永松婦長に、森田の家に来ることを勧め、家の二階で生活してもらうことにした。ところが、永松婦長に掃除などの家事を手伝ってもらっている内に一か月程で、永松婦長の症状は軽快し、勤務もできるようになった。永松婦長の神経衰弱も、過労が原因で弱っていたのではないことを証明している。なぜなら、森田は妻と相談して、永松婦長に転地療養のつもりで自宅に招き、静養してもらおうとしたが、おそらく、永松婦長も終日寝ているわけにもいかず、少し家事を手伝うつもりでやっている内に、普通に作業ができることを体験し、それが自信につながったと推測できるからである。

森田は、自分自身の必死必生の体験と、永松婦長の軽快の経験から、神経衰弱症は、心身の過労が原因ではなく、精神的な症状であり、作業を通して治療できるという着想を得たことは間違いない。

作業療法の着想

以前から森田は、作業療法が、神経質の治療に効果的であることに気づいていた。着想の契機になったのは、スイスの精神医学者で現存在分析の創始者であるビンスワンガーが考案した生活正規法であった。この方法は、患者の行動を厳密に設定された五週間の予定表に則り、行動の方から精神の働きを規制することによって、患者の異常を正していこうという方法であった。森田も、ビンスワンガーの作成した行動予定表をもとに、巣鴨病院での患者の生活様式をも参考にしながら、生活正規法の工夫を重ねていき、第一週から第五週までの厳しい行動規定を患者に遵守させようと試みた。

しかし、生活正規法は思ったほどの効果を上げることはできなかった。患者の生活を、外部から規制するだけでは、かえって患者の臨機応変な活動意欲を阻害しはしないかと危惧するようになった。むしろ患者の自発的な活動意欲に訴えて、心身機能の自然な発揚を促す方法を求めなければならないのではないか、そうすることによって患者が作業に没入し、不安と恐怖にとらわれていた精神が、他の対象への注意を向けるようになり、流転し、動き出すのではないかと考えるようになった。生活正規法そのものは効果を上げなかったが、これにより、患者の自発活動を促進するために作業療法を中心とする森田療法の萌芽が形成されようとしていた。

さて、永松婦長の神経衰弱症の回復は、作業療法の重要性に改めて気づくだけではなく、この一件があってから、自宅で神経質者を治療する方法を知った。次第に神経質者に入院を許し、この年に十人の入院患者があり、精神病恐怖、赤面恐怖、ヒポコンドリーなどを全治させている。

この年すなわち一九一九（大正八）年は、森田にとっては神経質治療法を確立した記念すべき年であった。自宅入院は、初め費用を徴収しなかったが、次第に入院料を定めるに至った。森田が神経質者の治療を家庭で始めた頃には、研究のための患者と考えて診察料も入院料も問題にしなかった。しかし、患者には自己中心的な身勝手な者が多く、精神療法の精神労働と尊い経験の技術に対して少しの感謝も示さず、長い時間訴え続けて平気でいることに業を煮やし、ついに診察料や入院料を定めた。

神経質治療法の理論的根拠

森田は、大正九年の大病を患った後、神経質治療法に関する著作を執筆し始め、大正十年に、最初の著書『神経質及神経衰弱症の療法』を出版した。前述したように、当時はまだ世間で神経質の症状を神経衰弱という言葉で表わすことが一般的であったので、森田の神経質治療法の普及を期して、神経質と神経衰弱症を併記したと解釈することができる。『神経質及神経衰弱症の療法』では、すでに神経質の本態を、治療法の理論的根拠であるヒポコンドリー性基調説によって説明し、特殊療法も四期に区分し、多数の実例を挙げ、森田療法理論の骨格が出来上がっている。森田療法に関する本格的な著作であり、主著である「神経質ノ本態及ビ療法」の論文が執筆されたのが一九二二（大正一一）年であるから、大正八年からこの年までの間に森田療法が完成したことになる。

さて、森田が神経質を対象とした特殊療法を考案することに成功したのは、神経衰弱の症状は心身の過労ではないことを、症状の本態的条件としては、ヒポコンドリー性基調説を、また症状発展の条件としては精神交互作用説を立てることによって明確にしたことによる。森田は、「私は神経質の本態に対して、ヒポコンドリー性基調説および精神交互作用説というものを立て、神経質はいたずらに病苦を気にするという精神的基調から起こり、注意はつねにそのある一定の感覚に集中し、注意が深くなれば感覚も鋭敏になり、感じが強ければしたがって注意もこれに集中するようになって、次第にその異常感覚を増悪していくものであるというふうに説明するのである」と述べている。とりわけ、従来の神経衰弱についての考えの誤りを打破するために、ヒポコンドリー性基調説が有力な理論的根拠を与えた。

フロイトの精神分析への批判

まず、ヒポコンドリー性基調説について、森田の説明に即して考察していくことにしよう。森田が独自の学説を樹立する際、前述のように、ベアードなどが主張する神経衰弱症を意識していると同時に、フロイトの精神分析に強い対抗意識を持ち、それを批判していることは注目に値する。

フロイトは、人間の心の中には本人も気づいていない無意識の領域が存在し、これが神経症発症の素地となると見なした。無意識は、患者の過去の心的外傷経験が、意識したくない不快な衝動の記憶であるがゆえに、無意識の領域へと抑圧されたものだと考えた。したがって、患者が持っている生活上の欲望、特に性衝動と、これを意識しないようにする抑圧との葛藤が神経症の原因だと考えた。フロイトにおいては、神経症が形成されるためには、心的外傷の衝動経験が抑圧されて作られた無意識領域が存在しなければならず、この無意識が意識化されれば症状は消失することになる。フロイトの精神分析の対象者は、主にヒステリーの患者であった。

フロイトの神経症学説は、簡潔にいえば、神経症の原因は以前に受けた精神的外傷によるものだから、精神分析によってその関係を了解して、治療しようとする。しかし多くの人が同じ原因に出会っても、その中で一部の人だけが神経症になるにすぎない。精神分析が主な対象としたヒステリーが外向的気質なのに対して、神経質は内向的気質である。内向的なものは自己内省が強く、したがって自己の身体的、精神的不快や、異常、病的感覚に細かく気がつき、これにこだわり心配するためにヒポコンドリーとなるのである。したがってまたこの気質の人は、卑屈になったり、陰鬱になったり、自己中心的となる。

ヒポコンドリー性基調説

森田は、フロイトの精神分析に批判的であり、神経症の発症の原因を、人間の過去、とりわけ幼児期の性的外傷に求めて説明することに意味を認めない。つまり、発症の原因は重大視せず、素質と、現在の症状を問題にする。森田は、「神経質は一種の素質であって、生まれつきの気質である。この気質の上に、ある機会に遭遇して種々の症状を起こすようになるものである。その気質は、自己内省が強くて、つねに自分のことを顧みるものである」と述べている。神経質の傾向は、多くの人が持つものであるが、その傾向が強い人を、素質、生まれつきの気質としての神経質、と森田は考えるのである。ただ、環境とともに、機会的原因、すなわち精神的ショックを受けた際の精神的外傷が、神経質の傾向を助長することや、神経質の傾向が後天的に起こる場合もあることを、否定していない。森田は、神経質の精神的傾向は、自己内省的（精神内向的）で、その結果、理知的となると考える。

森田は、ヒポコンドリー性傾向を、神経質の発生する素地と認め、これを神経質の症状の真の原因とする。森田は、この傾向は先天的素質からだけ起こるものでもなく、また環境の影響だけに帰することもできないと考える。つまり、先天的素質も環境も作用すると考えている。しかし森田は、基本的に、ヒポコンドリー性基調とは、一種の精神的傾向または素質であると考える。つまり、森田は、ヒポコンドリー性基調を、環境や機会的原因を考慮しながらも、一種の素質と考え、それを神経質の発生の素地、素質とするのである。

ヒポコンドリーとは、心気症、すなわち疾病を恐怖する意味であって、人間の本性である生存欲の現われである。したがってこれはすべての人が持っている性情であるが、その程度が強すぎる時、初めて精神的傾向となり、異常となり、ますます神経質の複雑で頑固な症状を呈するようになる。このヒポコンドリーの語源は、hypo は下部、chondor は軟骨で、胸骨の下端の部分である、みぞおちを意味している。心配、不安の時には、ここに普段と変わった感じを受けるから、ヒポコンドリーは本来物事を気にするという意味から起こった言葉である。

したがってヒポコンドリー性基調とは、だれもが感じうる身体の些細な不調や不安な感じや、ふと思い浮かぶ嫌な考えを気にする精神的傾向を意味する。つまり、身体的、心理的に些細な違和感を、よりよく生きたいという生の欲望が強いことから、重大な問題と結びつけ恐れ、不安になる傾向である。たとえば、食べ過ぎて胃の具合が少し悪くても重大な病気ではないかと不安に思い、自分が不治の病に罹って早く死んでしまうのではないかと恐怖し、死亡率の高い病気に運悪く感染しはしないかと恐れ、変な考えが浮かぶから自分は気が狂ってしまうのではないかと恐れ、突然運悪く命を落とすのではないかと不安に襲われる。ヒポコンドリー性基調は、心配性で、些細なことを気にしやすく、強い生存欲のために、自分にとって不都合なことを、悪い事態、究極的には死と結びつけて不安になる傾向である。

精神交互作用説

森田によれば、普通神経質（心気症）も、発作性神経症も、強迫観念症も、すべてヒポコンドリー性基調から発症する。したがって、この療法は、その本性であるヒポコンドリー性基調を陶治するか、あるいは破壊するための手段に、その着眼点を置かなければならない。

森田療法における神経質の症状の発症のメカニズムの解明は、単純明快である。この心身の些細な不調を気にするヒポコンドリー性基調に、精神交互作用が働き、症状が固着すると考える。森田は、精神交互作用について、「神経質について私がいう精神交互作用とは、われわれがある感覚に対して注意を集中すれば、その感覚は鋭敏になり、そうして鋭敏になった感覚はさらにそこに注意を固着させ、この感覚と注意が相まって交互に作用することによりその感覚をますます強大にする、そういう精神過程を名づけたものである」と述べている。森田は、次のような神経質の症状は、本来健康者でも平素体験する普通の感覚や感想であると指摘している。たとえば、頭痛、立ちくらみ、精神がぼんやりする感じ、心悸亢進、注意散乱、不眠、胃部膨満感、伝染病に対する恐怖、衆人環視に対する羞恥の情、異性を見てふとみだらな連想を起こすなどの種々な感情、その他偶然に起こる不安発作、麻痺発作、疼痛発作あるいは神経痛症状に至るまでいろいろある。これらの症状は、だれでも一時的に感じるものだが、これを一時的なものとして気にとめない人もいれば、これを何か重大な異常ではないかと気にする人もいる。神経質の患者は、ヒポコンドリー性気分から、それを病的異常と考え、これに対する恐怖と予期感情とを起こして、精神交互作用により、その感覚をますます増悪し、これに執着していつまでも長く症状を固定するようになるのである。したがって森田は、「それゆえ、私は神経質の症状は、ヒポコンドリー性基調と、それによって起こる精神的過程である精神交互作用によって説明することが、診断および治療上の着眼点として最も便利かつ適切なものと信じるのである」

と主張する。つまり森田は、神経症の発症は、フロイト説のように、幼児期の経験に起因するものではなく、ヒポコンドリー性基調説と精神交互作用説によって説明できると考える。

主観的症状

森田は、神経質の症状は主観的であることを強調する。神経質の患者は、ちょうど夢の中で、その実在を信じているように、常に主観の内に閉じ込められ、その症状に対する苦痛に悩まされるようになる。患者は、常にその感覚に執着し、主観の中に閉じ込められているので、他人も自分と同じ状況に置かれると、自分と同じ悩みを起こすものであるということを知らない。患者は、自己の執着を離れて、他人と自己を正しく比較することができず、人に対して同情することができない。患者は、自己中心的となり、常に人を恨む。森田によれば、神経質の症状は、自分で予期し、注意をその方に集中して自己暗示的に、自らこしらえて起こるものである。その他神経質の発作も、すべてこの予期不安から起こるものである。

神経質者は、自分の生活を向上させたいと強く願い、いつも健康でありたいという生の欲望が強く、完全主義であるから、些細な体調の変化に敏感でその変調を悪い方へと考える。些細な症状に注意を集中すれば、その感覚は強化、拡大され、その症状をますます強く感じるようになる。一過性の状態であったものでも、注意の集中により長らく異常な感覚、感情として維持される。自分で強く感じるように感覚を作り上げてしまえば、本来病気とはいえない状態であるにもかかわらず、感覚は症状として主観的に固着することになる。つまり、ヒポコンドリー性基調という基盤があって、そこにある機会的原因が加わり、精神交互作用が起こることにより、だれでも感じうる感覚や感情が症状として固着することになる。こうなると患者は、主観の中に閉じ込められ、自ら作った症状と悪戦苦闘し、ますますその症状から抜け出ることができなくなるのである。したがって、神経質患者が夢が多いといったり、一定の強迫観念がたえず念頭に現われるというのは、単に注意の執着による意識の関係から説明することができる。神経質の症状は、ある動機からある事実に対して、注意を集中することにより、自己暗示的に執着した信念のようなものであって、単に患者が自らそれを病的と固執する主観的なものである。

森田は、「私の見解に従えば、神経質の療法は当然精神療法であって、その着眼点はヒポコンドリー性基調に対する陶冶もしくは鍛練療法と、精神交互作用に対する破壊もしくは除去療法でなければならない」と述べ、森田療法の基本的原理を明確に示す。

二　森田療法の原理

思想の矛盾

ところで、森田療法における重要な心理機制に、「思想の矛盾」がある。思想の矛盾は、精神交互作用を強める働きをする。森田は、神経質の療法において重要な着眼点の一つとして、思想の矛盾を打破することを挙げている。森田によれば、「思想の矛盾とは、こうありたい、こうあらねばならないと思想することと、事実、すなわちその予想に対する結果とが反対になり、矛盾することに対して、私が仮に名づけたものである。」思想というものは、事実の記述、説明または推理であり、観念や思想は常に、そのまま直ちに実体または事実ではない。人々がこの観念と実体との相違を知らずに、思想によって、事実を作り、または事実をやりくりし、変化させようとするために、しばしば思想の矛盾が起こる。思想の矛盾とは、このようにあるべき、このようになるべきという理想とする在り方と現実の状態とが反対となる事態を指している。つまり、こうならなければならないのに、こうならないのはおかしいと思い、苦しみ、煩悶が強くなる状態を意味している。

神経質の症状は、それを見過ごし、心に留めなかった時には間もなく忘れてしまったものが、一度注意がこれに執着する時は、まるで幻影のようになって、その主観の内にとらわれるようになる。だから、神経質の症状に対して、これを客観的にやりくりし支配しようとしても、決してその目的を達することはできない。森田は、毛虫を例に挙げて、説明している。すなわち不快のままに、毛虫に近づくことができるのは、感情と知識との両立であって、あるがままの当然の行動であり、正しい精神的な態度である。それに反して、もし毛虫に対してまず嫌悪の感情を排除し、好感を起こしてその上で毛虫に近づこうと努力すれば、これが思想の矛盾であり、悪智であって、強迫観念の成立に最も大切な条件となるものである。つまり、毛虫に近づいて触れるようなことは気持が悪いに決まっているが、毛虫は気持が悪いという感情をやりくりし、毛虫に接近することが好きになって平気になってから近づこうとするのが思想の矛盾である。実際には、必要に応じて毛虫に嫌々近づき駆除するしかない。

体得と理解

森田は、体得と理解に関して次のような見解を示している。「体得とは、自ら実行、体験して、その上で得た自覚であって、理解とは、推理によってこうあるべき、こうでなくてはならないと判断する抽象的な知識である。」ところが最も深い理解は、具体的に体験によって会得した後に生じるものであって、たとえば食べてみなければ物の味を知ることができないのと同様である。主観的、感情的、体得的なものは、それがわれわれの信念となるものであって、直接にわれわれの行動となり、人格の表現となるものである。これに反して、知識、理解は単に論理的な推理、判断となって、ただ間接にわれわれの行為に影響を及ぼすだけである。したがって、森田は、客観と主観、知恵と感情などの関係は、神経質の療法上、最も注意すべき要点であると考える。

そもそもわれわれの身体と精神の活動は、自然の現象である。だから、人為によってこれを左右することはできない。外界の刺激に対する感覚、気分、反応などはもちろん、忘却、突然の思いつき、夢などのようなものも、すべて因果法則に支配された自然の現象である。決してそれを人為的に、意のままにやりくりすることはできない。デュボア（P. C. Dubois, 1848-1918）が患者に対して、「勇気を奮い起こせ」とか、「自信を起こせ」といっても、無理なことである。つまり、「真の勇気は、自ら勇気を自覚せず、真の必死は、念頭に死の観念のないときに生まれるのである。」

勇気とか自信とかいうものは、獲得しようとしてもできるものではない。それと同じで、苦痛とか煩悶とかいうものも、それを離脱しようとしても思う通りにはならない。それを離脱しようとするには、二つの場合がある。一つは苦痛、煩悶、そのあるがままになり切ることである。これは、自然服従に通じる。次に第二の場合というのは、単にその苦痛を排除し、念頭から払い除けようと努力するのではなく、却って苦痛に対して注意を集中し、またはそれを観察し、叙述し、批判しようと試みることである。このようにして、その苦痛、煩悶は初めて主観的な執着を離れて、外界に投影した客観的なものとなり、そこからようやく離脱することになる。

森田によれば、神経質患者が常にその症状を家人に訴えるのは、自己の苦痛を周囲の人に理解させ、同情を求めて、いたわってもらうためであって、患者は、却ってその苦痛を増悪させる。神経質者が、人が自分のことを理解してくれないと恨むのは、単に人から知られて都合のよいことばかりであって、少しでも自分に都合の悪いことは、決して人に理解してもらってはいけないのである。森田は次のようにいう。「およそ思想というものは、われわれの体験的、主観的事実を外界に投影し、典型的に客観化したものであるから、まるでわれわれの顔を鏡に映したようなもので、たんに表面の形相にとどまり、右と左とが錯誤し、矛盾することが多いはずである。」この思想の矛盾のせいで、われわれは日常自ら、これに欺かれていることが多い。
それゆえ、神経質の療法についてはこの思想の矛盾を打破することが、一面の着眼点でなければならない。一言でいえば、いたずらに人工的な拙策を放棄して、自然に服従すべしということであると森田は強調する。

精神拮抗作用

森田は、私たちの精神活動には、拮抗作用もしくは相対作用、調節作用とも名づけられる現象があるとする。「精神の拮抗作用とは、たとえばわれわれが恐怖を起こせば、つねに一方にはそれを恐れまいとする反対の心が起こり、称賛を受ければ必ず後ろめたさを感じる等の感情や、富んでいて貧を思い、物を買いたいと思ってそれが無駄なことを考える等のいわゆる反対観念、さらには外出するにも後を顧み、釘を打つにも力を加減するなどの抑制意志等、みなわれわれの精神の自然現象である。」精神の拮抗作用は、最初の刺激によって起こる感情の発動が大きければ、その拮抗の反動力も大きく、反対観念を強くさせ、思想の矛盾が働くことによって、苦悩煩悶を感じさせるようになる。それゆえ森田は、思想の矛盾を打破するということは、寒さは当然これを寒いと感じ、苦痛、恐怖は当然それを苦痛、恐怖し、煩悶はそのまま煩悶すべきであると考える。だから、いたずらに人工的の拙策を弄してはならないと強調する。このことは、つまりわれわれが自然に服従すること、事実すなわち真理に絶対服従すること、また境遇に従順であることを意味している。

森田は、患者に症状から目をそらさせようとするよりも、むしろこれに注意を集注させ、純一に苦痛を感じさせる方がよいとする。その時、注意はいつしか無意識的注意の状態になって、自らその苦痛を感じないようになるのである。この原理はまた一面から見れば、精神の調和作用ということによっても説明することができる。たとえば、客観的に見ればうるさい音も、その動きに入っている時にはうるさいと感じない。すべて外界と自己との相対性において、その刺激と注意とが相一致し、調和するに従って、次第にその自覚を失い、それが互いに相逆らうことが大きくなるに従って、ますますその感覚が強くなるものである。

無所住心

森田は、無所住心ということをいう。これは、われわれの注意がある一点に固着、集注することなく、しかも全精神が常に活動して、注意が緊張遍在している状態である。この状態にあって、われわれは初めて事に触れ、物に接し、臨機応変、直ちに最も適切な行動をすることができる。森田は、「およそ神経質の症状は、注意がその方にのみ執着することによって起こるものであるから、その療法は患者の精神の自然発動を促し、それによりその活動を外界に向かわせ、限局性の注意失調を去らせて、結局それをこの無所住心の境涯に導くことにあるのである。これが、私の神経質者に対する特殊療法の発足点である」と述べている。この療法は、注意が症状だけに向かうのを、生活の中で注意をいろいろなことに向かわせ、流れる心、自由な心にすることを目指すものである。

感情の法則

さて、森田の神経質に対する精神療法の着眼点は、むしろ感情の上にあって、論理、意識などには重きを置いていない。森田は、感情の法則として、次の五つを挙げている。

第一、感情はこれをそのままに放任し、もしくはその自然発動のままに従えば、その経過は山形の曲線をなし、一昇り一降りして、ついには消失するものである。

これは、たとえば苦痛、煩悶も、これを放任して、これに堪え忍んでいれば、次第に消失するというようなことを意味している。不安による苦しみも、一定の時間堪えていれば、やがて消失するということである。だから、怒って喧嘩しようと思う時、三日ぐらい考えると、その間に、激しい悔しい感情が消えてなくなったり、あるいは大して気にならなくなったりするものである。

第二、感情はその衝動を満足すれば、頓挫し消失するものである。

たとえば飢えた時、食事を摂ればその苦痛が去るようなものである。神経質の患者は、悲観的な感情に対して、その衝動を発散して、その苦痛を脱しようと試みることがあるが、これによって一時的に快を得ることがあっても、その結果として理性的自責の念のために、後悔し、却って煩悶を増すようになる。だから、第二の法則に関連して、神経質の患者は、常に感情的なものに流されず、衝動を自制することを訓練した方が得策であるということを知るようになる。

第三、感情は同一の感覚に慣れるに従って、鈍くなり不感となるものである。たとえば、寒さや暑さも、これに慣れると感じなくなったり、あるいは、子どもが、いつも叱られてばかりいると、ついにはその叱責の言葉にも、慣れっこになって気にも留めなくなるようなものである。

第四、感情はその刺戟が継続して起こる時と、注意をこれに集注する時にますます強くなるものである。従来、感情はそれを表出するに従って強くなるといっているのも、この条件によるものである。神経質者が、家人や他人に自分の症状や苦痛を訴えると、それが細密になるほどますますその症状に対する自らの注意を深くし、かつ他人の同情が不満足であることを恨むなどの条件が加わるために、一層症状を重くする。それゆえ森田は、常に神経質患者に対して、まず第一に家人に対して、自分の症状を訴えることを禁じている。

第五、感情は新しい経験によって体得し、その反復によってますますその情を養成するものである。たとえば飲食することによって、初めてその味わいを知り、実行によってその趣味を理解することができるようなものである。われわれが努力と成功との経験を反復することによって、初めて勇気と自信を養成するのは、努力による苦痛に慣れるとともに、一方で成功による快楽を体得するからである。

こうして森田の神経質治療法は、ヒポコンドリー性基調感情に対して陶冶、鍛練療法を施し、その症状発展の事情である精神交互作用に対しては、思想の矛盾を打破し、前述した注意、感情等の心理に従って、これを応用しようとするものである。そして常に患者をその実証、体得により、自然に服従することを会得させようとするものであって、根本的な自然療法である。

三　入院森田療法の展開

この療法は、ある場合には自宅療法として、患者の日記によりその生活状態を指導していく方法もあるけれども、完全には、入院させて行なうものである。森田は、入院療法を強いて分ければ、次の四期として見ることができるとする。第一期「臥褥《がじょく》療法」、第二期「軽い作業療法」、第三期「重い作業療法」、第四期「複雑な実際生活期」である。

この第一期と第二期は、まったく面会を謝絶した隔離療法であって、第四期になって初めて外出を許すようになる。森田は、自分が考案した療法の実質は、心身の自然療法であって、これをまた体験療法とも見ている。宇佐玄雄は、森田療法を自覚療法と名づけている。

第一期　臥褥療法

この期間は、まったく患者を隔離して、面会、談話、読書、喫煙、その他すべての気を紛らすようなことは禁じて、食事、便通のほかは、ほとんど絶対臥褥（絶対安静）を命じるものである。

この方法によって、まず患者の臥褥中の精神状態を観察して、診断上の補助とすることができるし、次に安静によって心身の疲労を調整することができる。さらにこの療法の眼目は、患者の精神的煩悶、苦悩を根本的に破壊し、森田のいう「煩悶即解脱」の心境を体得させることにある。森田は、精神分裂病（今日でいう統合失調症）の初期あるいは、ヒステリー性や意志薄弱性の者は、しばしば臥褥療法を継続することができないが、純粋の神経質患者なら必ずこれを正確に実行することができると確信している。

（一）煩悶即解脱

第一日は、今までの煩わしい刺激を離れて、心身とも安静となるから、安楽に臥褥して、食欲も却って増進するというふうである。次に第二日には、自ずから空想が起こるようになり、自分の一身上のこと、病気のこと、過去、将来のことに関するさまざまな連想が起こり、多くは人生に対する懐疑、自己の欲望に対する悲観などが起こり、これが煩悶、苦悩となって、しばしば激しい不安に襲われることがある。

森田は、あらかじめ患者に対して、「もし空想や煩悶が起こって苦しいようなことがあっても、決して自ら気を紛らせる工夫をしたり、煩悶を忘れよう、破壊しようとかすることを一切止めて、成り行きのままに空想し煩悶し、あるいはむしろ自ら進んで苦悩し、もし苦痛に堪えないようなことがあっても、ちょうど歯痛や腹痛を忍ぶ時のように、じっとこらえていなければならない。煩悶を理屈や思想で抑制しようとするよりは、むしろ直接忍耐する方が早道である」というようなことを注意するとしている。もともと煩悶とか煩悩とかいうものは、自分の欲望に対して、自分の身のためにならない、道義に背くということから、これを否定し抑圧しようとする心から起こるものである。

この臥褥中の患者の煩悶は、その苦悶が激しいほど、返って治療の目的は適切に達成される。患者がその苦悩の極に達する時には、わずかな期間の内に、その苦悩は自然にたちまちあとかたもなく消失し、ちょうど激しい疼痛が急になくなった時のように、急に精神の爽快を覚えるようになる。森田はこの心境を「煩悶即解脱」と名づけている。

次に第三日には、患者に対して自ら昨日のような精神的経験を再び起こすように工夫させてみても、決してその空想、煩悶は、前日のように引き続いて起こらない。

(二) 無聊期

第四日は、患者は前のような消極的な苦痛を離脱して、無聊《ぶりょう》すなわち退屈を感じるようになり、積極的に活動したいという欲望を起こして、希望が苦痛となるのである。この時期を森田は、「無聊《ぶりょう》期

（退屈期）」と名づける。森田によれば、この無聊期を標準として、患者に十分に無活動の苦痛を味わわせた後、初めてその翌日から起床を命じて、第二期に移るのである。この第一期間は、普通四日から一週間である。

（三）不眠症

この臥褥療法は、特に神経質の不眠症及び不安苦悶のある者に対して、その効果が顕著である。森田によれば、神経質の不眠症は、不眠への恐怖から起こるものであって、実際の不眠ではない。

第二期　軽い作業療法

この時期も、同じく隔離療法であって、談話、遊戯などを禁じ、臥褥時間を七、八時間と制限し、昼間は必ず戸外に出て空気と光線に触れるようにし、すべて自室内に休息することを許さない。夕食後は、毎日その日の日記を書かせ、これによって患者の身体的精神的状況を知る手がかりとする。

第一日及び二日の間は、すべて筋肉を労する動作を禁じ、またすべて気を紛らせること、遊戯気分でやることを禁じ、厳粛な精神的態度を保持して、症状は起こるがままに静かにこれを持ちこたえているという心持でやる。その間に庭のすみや、木立の間の落葉を拾って掃除するとか、雑草を引き抜き、根笹の枯葉を取るとか、あるいは気が向けばアリや植物を観察するとかいうことをやらせる。

（一）自発的活動

この方法の目的とするところは、患者の種々の病覚は、そのまま静かに堪え忍ばせることと、一方で、患者の心身を退屈させて、その自発的活動すなわち運動作業欲を促すことにあって、決して注入的、他動的に作業を課するということをしない。「教育の上で、この自発的活動の効果が著明であることは、イタリアのモンテッソーリ女史の幼稚園教育に認めることができる。」この療法による退屈ということは、患者を、一見まったく無価値のようなことにも、容易に手を下して実行するようにさせるものである。患者には、些細なことでもますます完全にうまく成功させようという感情が起こるようになるが、これはいわゆる完全欲であって、この感情は神経質者には特に著明であって、強迫観念が発展するのも実はこの完全欲から起こるものである。そのため、神経質の療法には、常に患者の体験によって、この予期恐怖を打破することが必要である。

（二）気分本位の打破

また特に注意すべきことは、患者は常に自分で病を測量し、自分で治療を工夫することをやめて、良いも悪いも一切をただ医者の指導に従って、その成り行きのままに任せなければならないということである。第二日目からは、夜間は作業室で楊子削り、雑巾刺し、袋貼りなど思い思いに、その時々の有り合わせの夜業をする。七、八時間の臥褥以外には、食後の休息とか、間食とか、横臥するとか一切許されないで、十六、七時間はのべつに何かをして動き回るのである。

第三、四日頃より、竹ぼうきを持ち、雑巾掛け程度の作業を許し、その後次第に仕事の制限を減らし、種々の筋肉労働をも許すようにする。患者はその間、次第に活動が盛んになり、あたかも子どもが活動によって、自己の衝動発揮を愉快と感じると同様に、予期感情を離れ、ただ労作そのものを楽しむようになる。その仕事の範囲は、たとえば飯炊き、台所の手伝い、風呂焚き、便所掃除、どぶさらい、洗濯など、場合と時とに応じて、何でもするようになる。また夜は、浴衣などを縫うことを習ったりすることもある。すべて仕事には、身分の高下や、男女の別や、上品下品の区別なく、今まで習わないこと、やったことのないことでも、何でもやってみることにする。

この期間、患者が自分の症状に対して、常に自らその経過を測量する心を打破するためには、なるべく患者に自分の容体をいわせないようにする。また患者がその苦痛を訴えるのに対しては、いわゆる「不問療法」によって知ないふりで放任する。

このように森田は、患者の自覚症にこだわるような症状的療法を超越して、快も不快もともに、気分本位を打破する根本的療法を採るのである。この第二期は、およそ一週間から二週間であるが、その間に移り行きの明らかな限界はないのである。

第三期　重い作業療法

第二期には、主として心身の自発活動を促すような手段を採ったのであるが、第三期には、患者を指導して知らず知らずの間に、作業に対する持久忍耐力を養成して、自信を得させるとともに、仕事に対する成功の喜びを反復して、勇気を養うような方針を採るのである。この期になると、患者の心身の状態に応じて、なるべく体を動かす労働的なことをやらせるようにする。たとえば、鋸引き、薪割り、畑仕事、穴掘りなどである。

（一）価値感情の没却

この間にも注意すべきことは、患者の仕事に対する予期考慮と、価値の感を没却することであって、自然な人間としてできることは、何でも選ばずやらせることである。

（二）不可能事なしとの体得

この体得は、患者がすべての苦痛に堪え、あらゆる困難を排して身心の自発活動を盛んにしようとする主観的な態度を自らの努力によって得るものである。このように、人生何事かなし得ざらん、という自信と勇気の体得は、まさしく一種の悟道とも見るべきものであって、理論や思想によってできるものではない。この第三期で、患者は労働的なことをするとともに、次から次へと仕事が多くて、多忙を感じるようになる。この多忙ということを一つの目標として、第四期に移る。この第三期は、一、二週間ぐらいでできる者もあるが、人によって種々の相違がある。

第四期　複雑な実際生活期

第三期は興味中心主義であって、興味にかられて働き、その間作業の持久力の訓練であったが、第四期からは興味、執着をも破壊し、すべてこだわりを離れ、外界の変化に順応することの訓練であって、それぞれの人の実際生活に帰るための準備である。この時期から、読書を許し、また用事があれば外出を許すことにする。

（二）読書法と外出

読書については、すべて娯楽的なものを排し、また哲学、文芸など、思想的なものも採らない。常に動物学、天文学、心理学、歴史、伝記など、平易な実際的、叙述的、科学的なものを選んで与える。読書の方法は、自室内に閉居して読むことはさせない。食後とか、仕事に疲労したり、あるいは仕事が切れた合間とか、気の向いた時とか、一瞬を惜しむという気持で時を選ばず、一日幾回となく、反復して読むようにする。またその読み方は、手当たり次第に、どこと選ばず本の開いたところをそのまま、ことさら理解し記憶しようと努力することなく、すらすらと黙読する。その分量は、三行でも五行でもよいし、いやになれば直ちに本を閉じて止める。気が向いた時は、分量に制限はない。

神経質患者は、読書する際に、常に理解、記憶が悪くなったとか、注意が集中できないとか訴えるが、それはただ価値を意識するのと完全欲のために、最も有効に読書したいという予期感情から起こる。森田の読書法は、この価値意識と完全欲との予期感情を没却することを目的とするものである。この読書法によって、読書恐怖の強迫観念も、思いがけなく容易に治癒する。

また外出は、買物とか、必要なことのみを許し、散歩とか試みに外出してみるとかいうことは許さない。それによって患者は、長い間の隔離生活から急に世間のことに触れて、種々の心境を体験するようになる。

（二）純な心

なお森田は、この治療中は、患者に純な心、自己本来の性情、自分を欺かない心というものを知らせるように導くことに注意する。森田は、「純な心とはわれわれ本然の感情であって、この感情の厳然たる事実をいたずらに否定したり、弥縫《びほう》したりしないことである」という。純な心とは、その境遇におけるそのままの心であって、いろいろ思いをめぐらす、いわゆる悪智ではない。純な心は、隔離生活で周囲に対する気兼ね、煩わしさを離れ、善悪、是非とかいう理想として予め定めたものを没却して、拘泥のない自分自身になった時、初めて体験される。

四　森田療法の体験

ところで、筆者は、自分自身が神経質であり、さまざまな症状や不安に苦しんきた。そうした状況の中で、森田療法の本を読んで、考え違いをしていたことがわかったが、一度森田療法を体験したいと思った。そこで二六歳の時、一九八三年八月から九月にかけて、東京都中野区にあった鈴木知準診療所で四二日間森田療法を受けた。

鈴木知準は、森田正馬から神経質治療法を受け、神経質の症状が全治した。その後精神医学を学び、森田正馬の内弟子として森田療法の指導を受けた。そして森田療法の施設及び設備を完備して、森田正馬の原法に近い森田療法を実施した。筆者の鈴木知準診療所での体験を回想し、その要点を記しておきたい。

学校のような場

第一に、診療所と称しても、そこは学校のような雰囲気であった。もちろん、教科の授業があるわけでもないし、カリキュラムがあるわけでもない。先生方（医師）の生活に対する指導があり、先生方の講話を聞くことがあったし、毎日の日課もあったが、作業はその日に必要な動きが求められた。あくまで鈴木知準先生が中心的指導者であり、他の先生の直接的な指導や日誌での指導、講話による指導もあったが、それは鈴木先生の方針の補助的要素が強いと感じられた。定期的に医師の診察があり、健康管理は万全であった。この学校では、鈴木先生を中心とする指導により、作業に打ち込むこと、日誌の指導により生活を省みること、講話に学びそれを実際の体験に活かすことが徹底されていたように思う。

協力し合う人間関係

第二に、この学校では、鈴木先生との関係が最も重要であったが、他の入院生との関係も重要であった。他の入院生に自分の症状はいわないことになっていたが、生活している内に大体察しがついた。他の入院生と協力しないと一人ではできない作業が多くあることを学んだ。ここに共同生活の意義があると思う。入院生の中にも、年齢や職業に就いているかなどによって、暗黙の内になじみやすい人が集まり集団が形成されていた。私は、大学生より年齢が上であったが、大学生・高校生の個人や集団と親しくさせてもらい、修行の日々を助けられたことを覚えているし、感謝もしている。

遮断の環境

第三に、とにかく作業に入り切る態度を作り出す環境であった。鈴木先生も強調されているように、ここでは遮断の環境が大きな意味を持っていた。退院の日を電話で知らせるまで、一切家族に連絡することができなかった。遮断の環境は、逃げ場がない、それだけにならざるをえない環境であり、いやなことに入らせる環境であった。だから、いやいやその動きに入らざるをえないので、動きになり切り、動き回る生活であった。一日の作業が終わった後、座禅をする時間があった。唯一落ち着ける時間でもあった。まさに禅の修行を思わせる側面があった。

第四章　神経質の性格

一　自己内省的性格

ヒポコンドリー性基調の根拠

森田は、神経質の性格の根底に、自己内省的性格を置いていたようである。森田は、『神経質の本態と療法』において次のように述べている。「それでは神経質はどんな種類の精神的傾向であるかといえば、私はそれは自己内省的（精神内向的）で、したがって理知的になるものである、というのである。これが、あのヒステリーとまったく相反する精神的傾向である。この内省性のために、神経質はある機会的原因によって、もしくはほとんど認められるような機会的原因なしに、ある病的感想にとらわれて容易にヒポコンドリーとなる。これが、私が本症の発生にヒポコンドリー性基調説を立てた所以《ゆえん》である。」このように森田は、神経質の第一原因としての条件は、その素質、すなわち「自己内省的気質」であると考えている。

神経質者は、自己内省的で、心配性であるからヒポコンドリーになりやすい。つまり、神経質の自己内省的性格は、直接ヒポコンドリー性基調の根拠になっているということができる。

森田によれば、「私は神経質をヒポコンドリーになりやすい気質であり、先天性の素質であるという。」ヒポコンドリー性基調は、精神的傾向または素質であるが、それはまず第一に生まれながらのものであると森田は考える。神経質は内向的気質であり、内向的なものは、自己内省が強い。したがって神経質者は、自己の身体的、精神的な不快や異常、あるいは病的感覚に細かく気づき、これにこだわり心配する。神経質の場合は、素質は「ヒポコンドリー性」素質であって、これがなければ、神経質は起こらないのである。森田は、ヒポコンドリー性基調は、第一に先天的素質と考えるが、後天的に発生する場合もあることを認めている。

自己内省的性格

自己内省的性格とは、注意が自己の内面へ向かい、自己を反省することができる性質を意味するが、何事にも自己を観察し批判するから、些細な不調や不快感を気にしやすい。だから、些細な事柄でも、自分にとって重大な問題ではないか、と心配する。自分の身体のこと、自分の将来のこと、人間関係、社会での出来事、何でも悪い方へ悲観的に考える傾向があり、いわゆる心配性である。心配性であるから、あれこれ、気にしすぎ、小心である。気にしなくてもいいようなことに気が回る。特に身体的な不調を悪い方向に考えて苦労する。

森田は、神経質の人は取越苦労が多いことを指摘する。神経質は、その安全弁が鋭敏すぎて、疲労感や病の感じが強すぎて、その本人自身の感じのままに従ったときには、何ごとにも大事を取りすぎ、取越苦労が多すぎて手も足も出なくなる。それでも神経質が、その身体の強いという証拠には自分でさまざまの症状を訴えながら、しかも相当の勉強もできている。すなわち実際の病気のときには、強いて働くのは無理であるが、神経質の場合には、それを自分勝手に無理と思うだけのことで、事実においては、強いて働いても、少しも無理ではないのである。神経質の人は、心配しすぎて、取越苦労をして、何事も大事を取り過ぎ、やればできることもしないようになる。つまり、消極的な生活しかできなくなってしまう。

普通の人は、何事かに驚くことがあっても、その事柄が経過すれば、間もなく忘れてしまう。しかし、神経質の人は、これに反して、その事柄よりは、むしろ自分の身体の感じの方へ、こまごまと注意を集中して、その不快の気分におびえるようになる。すなわちその事件はとうに過ぎ去っても、ついにはその事実とは関係を離れて、自分の恐怖のみに支配されるようになる。このことを森田は、次のように具体的にわかりやすく説明する。「たとえば、丸木橋を渡るときに、普通の人は、向こうの岸の方ばかりを見つめて、スラスラと渡るが、神経質は、自分の足元ばかりを気にして、少しも向こうの方を見ることができないのと同様である。」このように神経質の人は、注意が、自分の不安の方に集中してしまい、事態を客観的に見ることができない。ちょうどよく前を見て歩くことができずに、自分の足元を見て歩くのと同じような状態なので、却っていろいろな障害にぶつかりやすいことになるのである。

自己中心的性格

ところで、このような内向的気質の人は、卑屈になったり、自己中心的となったりする。森田は、神経質の人は、自己内省的であるとともに、自己中心的なところがあると指摘している。神経質の人は、自己内省的で、何かにつけて、自分のことを観察批判して用心深く、石橋を叩いて渡る。すべて理知的で感情を抑制することが強い。したがって軽はずみではないが「ひねくれ」である。自己中心的で、他人に対して、情愛がうるわしくはないが、信用をおくことができる。森田は、神経質の人が、人間関係において、自己中心的な考えを持っていることを指摘している。

森田によれば、神経質の人は、自分の人生の目的のために、自己中心的に、自分勝手な都合のよいことを考え出す。普通の人は、自分の人生の目的のために、なるたけ細かく苦労することを当然のことと承知のうえでやる。しかし神経質の人は自己中心的に、知恵の廻りが良すぎるために、自分勝手な都合のよいことを考え出す。すなわち自分の人生を完全にしようとする大望を持ちながら、しかも、それを安楽に取越苦労なしにうまくやろうというずるい考えを起こす。つまり、神経質の人は、自己中心的に気楽で取越苦労をしないようにして、却って強迫観念にひっかかるのである。森田は、次のように述べている。「それで強迫観念の定義は、自分の欲望、目的に対して当然に起こる取越苦労を、取越苦労しないように、思わないようにとかいうふうに、自分の心を抑えつけようとするために、当然心に起こる葛藤の苦悩に対して名づけたものである。すなわち自分の心配ごとに対して、これを心配しないようにとする心が強迫観念である。」神経質者の自己内省的で心配性で自己中心的な性格は、取越苦労をなんとかして気楽にしようとはからうので、強迫観念にひっかかりやすいのである。

自己反省

さて、自己内省というと、心配性で取越苦労をするという面が目立つが、自己内省ということは、自己の生活を省みることも意味する。自己反省を通して、よりよい生活の仕方を探り、時の流れの中で、自分の生き方を見出していくのである。

神経質の自己内省的性格は、自己反省をし、自己の生き方を深く洞察して、よりよい生活のために決断する根拠となるもので、この点はよい面である。というのは、自己を率直に省みることができなければ、強い生の欲望を向上心としてよい方向へ向けることができないからである。自己反省を通してこそ、困難を克服して、自己の力を発揮することができるのである。

自己内省的性格の長所と短所

自己内省的性格のよい面を考えてみよう。まず、「石橋を叩いて渡る」という諺が表わすように、慎重である。そして堅実で誠実である。たとえば、提出物があるとすれば、早くから準備して期日に間に合わせる。パソコンで作成した文書を保存する時、もう一つの予備のメモリーにも保存しておく。旅行にも万が一に備えて、必要な持ち物を用意しておく。万が一に備え、次の策も考えておく。細かいところに気がつき、研究心旺盛であるから、研究や調べ物の際、詳細に調べ、重要な発見をする。掃除をする時は、すみずみまできれいにする。食品衛生に神経を使い、安全な食べ物を選ぶ。衣類など常に清潔にしておく。人間関係でも、腰が低く、相手の話をよく聞いて、控えめに話す。他人への思いやりがある。冒険は避け、安全策を取る。お金も無駄には使わない。

自己内省的性格が悪い方向へ出ることもある。心配性で、取越苦労が多く、予期不安が強いので、理屈をこねて、実際に行動することができなくなる。人前に出るのが嫌になったり、遠出をすることができなくなる。些細な不調が気になり、病院で検査を繰り返したりする。旅行に行く時に荷物が多くなりすぎてしまう。慎重すぎて、安全を確認しすぎるから、何事にも時間がかかる。それどころか、なかなか次の行動に移れなくなる。自分の内面に注意が向かうので、自分を守るための殻を作り、他人の助言を聞かなくなる。

このように、自己内省的性格には、よい面と悪い面とがある。悪い面は、常によい面に通じる。ししたがって、神経質者は、効率のよい生活を心がけ、自己内省的性格のよい面を大いに伸ばし、実力を発揮することが大切である。

二　理知的性格

理知的傾向

森田は、「神経質とは、自己内省的で理智的である」という。神経質には理知的傾向が見られるが、その理知的傾向は、自己内省的性格を前提にしていると考えることができる。神経質者は、自己の内面に注意が向かう、内向的気質であり、自己の内面を見つめる態度に基づく理知的傾向を持つ。理性的に物事を認識し判断し、落ち着いて人の話を聞くが、言語表現は論理的であり、理論に傾く傾向がある。物事をよく考え、それなりに知識を持っていることから、一つ一つ納得しないと受け入れないが、難解な理論や理屈もよく学び、理解できる。森田は、神経質は、「何事にも懐疑的で研究心があり科学的である。平常、理論的に心が練れているから、屁理屈をいう代わりに、込み入った道理もわかりやすいのである」という。

森田は、神経質の自己内省的で、理知的な傾向は、長所にもなれば、短所にもなると指摘している。「神経質の特徴は自己内省が強く、理知的で感情を抑制するということが、その最も大なる長所であるが、同時にこれが最も大なる短所ともなり、いたずらに理屈ばって、自己の小智に執着し、長上の人やその道の人のいうことも疑い、宗教なども信ずることができない。いたずらにヒネクレて疑い深くなり、人を怨み世を咀うようになることが多い。」理知的傾向は、一方で、理屈ばかりいって、自分の考えに固執し、他の人の考えを聞き入れず、自分に対する助言も、攻撃と受け取り、人を怨む、というような欠点にも通じる。

理屈で考える

この神経質の、理屈で考え、素直に考えずに、自分を正当化し、気を楽にしようと考え抜く傾向は、強迫観念を生起させ、それを増長する。神経質の人は、理屈で考えすぎて強迫観念をますます強く生じるようになる。

また、神経質の人は、その物事になり切ることをせず、理屈で考えようとする。森田によれば、「われわれはただ、物そのものになりきることを体験し、自覚さえすれば、そこにはじめて悟りがあり、その事実を記述し説明するところに、はじめて真の道理がわかる。理屈を先に立てて、実行をそれにあてはめようとするときに、「思想の矛盾」になり、迷妄になり、事実を先に立てて、これを解説するときに、はじめてそこに真理が現われるのである。」理屈好きが、理屈で事実をやりくりしようとする時、思想の矛盾を生じる。大切なのは、事実そのものになり切ることである。

理想主義を立てる

理知的傾向の人は、理屈で考え、理屈で色分けをすることが好きであるから、ある主義を立てて主張することになりがちである。神経質の人は、主義を立て、それにとらわれると思想の矛盾に陥る。理想主義を立てると、事実に即して行動することができず、強迫観念にひっかかることになる。森田は、理想主義によって、理想的な観念を持つことが、現実とのくい違いによって、強迫観念の発症に関連すると考える。つまり、神経質の人は、理屈によって、理想主義を立てるから、現在の動きに入り切ることができなくなってしまう。理屈によって身動きできず、自ら動き回ることができないのである。

森田は、神経質者が理屈をいうことを、学校教育と関連づけて次のようにいう。「入院患者でも、はじめの間は、しかたがないけれども、いつまでも、仕事が自発的にならず、感じの乗ってこないような人は、なかなか症状も治らないのであります。教育の弊は、この理屈ということにあるから、注意しなければならない。」森田は、理屈をいって、現在の動きに入り切ることができない原因は、学校教育にあると批判している。物事の道理や理論を学ぶことも大切であるが、そのことのみに比重がかかり、実際の生活での動きを軽視するのはよくないと考えるのである。森田は、理屈を離れ、思想の矛盾をなくすために、患者をそれだけしかない環境に置くことを考えた。遮断の環境によってそれだけになり、作業療法を通して実際になり切ってしまうことを目指すのである。

理知的性格の長所と短所

理知的性格には、よい面がある。理性的で、知的で、探求心があるから、道理をわきまえ、人の話を落ち着いてよく聞き、よく考えてから行動し、軽率な行動をしない。理屈好き、議論好きであり、論理的思考法を持ち、言語での表現が得意である。勉強好きで、学校での成績もよかった人が多い。

ところが、理知的性格には、悪い面もある。感情を抑制しても、理屈で凝り固まってくると、周囲の人たちとの折り合いが悪くなり、協調性がなくなる。理屈をこねると、実際の行動をすることができにくくなり、理論に片寄り、理想主義の弊に陥る。

理知的傾向の人は、道理や理屈に傾く傾向は生かしながらも、実際の行動に入り切るようにしなければならない。理想主義によって、実践を軽視することなく、すっと動きに入り切ることである。理知的性格の人は、何事にも熱心に真剣に取り組み、真面目で誠実で、他人からの人望もあるから、よい面を伸ばしながら、実際の動きに入ることが大切である。

三　執着が強い性格

物に執着する

神経質の人は、執着が強い。森田は、「神経質は物に執着する」といっている。この執着が強い性格は、忍耐強い、根気強い、粘り強い、頑固、緻密などの特徴を持っている。症状に対する注意の集中により、症状が固着する点に執着の強い性格の悪い面が出ているが、この悪い面は同時によい面に通じている。神経質の人は、症状を長い間持ち続けていて、悪戦苦闘しているが、決して諦めることなく、なんとか症状を治そうと努力する。

しかし、努力すればする程、繫驢桔《けろけつ》のたとえのように、泥沼にはまり込む。繫驢桔とは、縄で杭に繫がれている驢馬《ろば》が、何とか逃げ出そうにも、杭の周りをグルグル回るだけで、その内縄が杭に巻きついてしまい、身動きが取れなくなってしまうことを意味する禅語である。森田はこの言葉を、神経質の症状に悩み、とらわれて自縄自縛となった状態を表現するのに使った。つまり、もがけばもがくほど、身動きが取れなくなることである。そのままにしていれば、驢馬は杭にからみつくことなく、そのあたりを遊んでいることができる。

この例えのように、神経質者は、症状をそのままにして行動すればよいのに、それでも症状をなんとかしようと、もがき苦しむ。本人にとっては、だれにもわからない症状を持ち続ける。この忍耐強さ、粘り強さ、そして強い生の欲望に裏打ちされた向上心があるからこそ、神経質の症状を克服することができるのである。この克服の方途として、誤った生活の仕方を正すのが森田療法の本領である。

とらわれ

森田は、神経質の執着が強い性格に関して、「とらわれ」という言葉で説明している。「「物にとらわれる」という言葉がある。ある考え・ある文句を標準として、モットーとして、自分の行為をそれにあてはめていくことである。久し振りに、休日であるから、「休む」という文句にとらわれる。散歩は「休む」ことの範囲に属するけれども、ちょっと庭を掃除することは、「仕事」の種類であるから、すべきものでないと心得るというふうである。実は散歩でも、掃除でも同じことであるけれども、それに気がつかないのである。」すなわち、「恥ずかしがってはいけない」とか「先生に接近しなければならない」とかいうモットーや主義を、とらわれという。入院療法の最も大事な条件は、このとらわれから離れることである。

森田のこのとらわれについての指摘は、非常に重要である。物事に対するとらわれ、症状に対するとらわれがある内は、作業が実際にすべきことに即さず、融通がきかず、とんちんかんな仕事に終わる。一度、現在になり切り、夢中になってその作業に入り切る時、とらわれから離れていくことになる。とらわれをなくしてから、作業が適切になると考えるのは間違いである。現在の動きになり切る時、とらわれはどうでもよい状態、問題とならない状態となるのである。

とらわれをどうにかなくそうとするのではなく、とらわれになり切ることが、現在になり切ることである。神経質者は、忍耐強く、粘り強く、徹底的だから、自分の症状に執着する。だらか自分の症状は、だれにもわかってもらえない、こんな苦しみは他にない、と信じるが、症状は主観的なものに留まり、客観的なものではない。執着を没却するのは、執着を忘れようとか、逃れようとするのではなく、執着それだけ、とらわれになり切ってこそ、そこから離れられる。

森田は、母親の子どもに対する愛を例に挙げ、次のように述べている。「ある女が神経質のヒポコンドリーで、病褥に就き、いまにも自分に死が襲いくるものと思い煩っていた。あるとき、四歳になるわが子が、百日咳で、呼吸も絶えなんとする咳嗽《がいそう》発作のありさまを見て、突然のことに、われを忘れてこれを介抱し、このときからはじめて自分の病を忘れるようになった。これは小我の偏執が、わが子の愛によって没却されたのである。小我の拡張のありさまは、子を持つことによって、最も明らかに認めることができる。わが子の病苦や喜悦は、わが身のごとく苦しくまた嬉しいものである。」子の命を救うために、子への愛が、とらわれになり切らせ、動きに入り切らせた。だから結果として執着から離れたのである。

森田は、とらわれから離れ、はからいのない態度になるためには、柔順な心、素直な心を持つことが大切であると考える。森田は、「素直・従順・「はからわぬ心」とかいうのは、「自然に服従し、境遇に柔順なる心」である」という。疑わず、はからわず、治療者の指示に、すっと従う態度によって、神経質の症状は治る方向へ向かう。森田はいう。「素直な人は、非常に簡単に早く治る。僕の著書にも「従順ほど、安楽なものはない」と書いてある。やってみないうちから、屁理屈をいって、抗議を申し込む必要は少しもない。素直と強情と、ちょっとの差が、治ると治らぬの雲泥の差別を生じるのであります。」

執着が強い性格の長所と短所

執着が強い性格は、注意が内面に向かう性格と関連し合い、症状へ注意を集中させ、そして症状を固着させる執着は、とらわれとなり、しつこい。この症状さえなければ自分は何でもできるのに、この症状があるから自分は力を発揮できない。この症状がなんとかなくならないものかと強く願えば願う程、症状はますます強く感じられ、固着し、簡単に消失しないものとなる。注意がそこに集中しなくて、気にとめなければ、それほど問題でないことを、重大視し、普通の生活ができなくなっていく。神経質者は執着が強いから、外出する前に何回も戸締りを確認して、外出する時間が遅れる。何度も手を洗う。神経質者は頑固であるから、症状に対する他者からの助言も、自分に対する理解のない攻撃と捉えて、容易に受け入れることをしない。神経質者は、緻密であるがゆえに、用意周到、計画的であり、大ざっぱなことを嫌い、疑い深い。だから大ざっぱな助言など気休めとしか受け取らず、仮にそれが的を得ているものであっても、決して受け入れない。自分が納得できない事柄は、受け入れないという融通のきかない傾向が強い。執着が強い性格は、一面ではたちが悪い。

とにかく神経質はしつこい。しつこいから諦めない。この執着が強い性格の悪い面は、同時に、表裏一体となって、よい面につながっていることを見落としてはならない。症状にばかり注意が集中するしつこさは、同時に症状を克服するための忍耐強さ、粘り強さの根拠となる。客観的に見ると、自分で症状をつくって身動きできない状態になっているが、この症状をなんとかしなければ、この症状さえなければという苦悩の中で、悪戦苦闘している姿は、まさに忍耐強さ以外の何物でもないのである。徹底的に症状を治したいから、諦めない。

だから、ひと度、神経質の本態を知り、自覚したら、これほど伸びる素質もない。忍耐強さ、根気強さ、粘り強さ、徹底的、頑固、緻密という性格が、ひと度自己の生の欲望に根差した目標に向かえば、とことんそれをやり抜こうと、ひた向きに、自己の道を歩もうとする。もちろん、人生、すべてうまくことが運ぶということばかりではない。しかし、執着が強い性格は、ひと度自覚し、自己の目標を目指して歩む時、挫折をすることがあっても、苦難に直面しても、なんとかこれを克服して目標を達成しようと努力し続ける。ひとえに、これは神経質のありがたい、よい面である。だから、現在になり切る生活態度によって、執着の強い性格のよい面を表出させることが、何より大切である。

四　生の欲望が強い性格

生の欲望と死の恐怖

神経質者は、生の欲望が強い。森田は、生の欲望と死の恐怖を対立するもの、拮抗するものと捉える。つまり、生の欲望が強ければ、死の恐怖も強いということである。

森田は、主著『神経質ノ本態及療法』においては、生の欲望についてあまり明確に述べていない。それより前に出版された『神経衰弱及強迫観念の根治法』には、「生の欲望と死の恐怖」という章が設けられている。「生の欲望」という概念は、森田においても若干曖昧な要素を持ち、幅広い意味合いを持っているようであるが、とりわけ晩年に、多く用いられるようになったと指摘されている。「生の欲望」は、森田療法理論において最も重要な概念の一つである。森田の言葉を通して、「生の欲望」とは何を意味しているのかを探っていきたい。

森田は、『神経衰弱と強迫観念の根治法』において、自分の治療法に関して、次のように述べている。「要するに神経質もしくは強迫観念の治療法は、一方にはその恐怖または苦痛に対する態度と、一方にはその自己が本来に具有する欲望の自然の発動をうながして、苦痛と欲望との調和の心境を会得させ、自己の現在の境遇、降りかかる運命に対して、絶対服従の心境を会得させるところにある。こうして従来の苦悩は、あたかも夢が醒めたように消え去って、今やこれを追い求めても得られないようになり、もしかつて宗教の信仰を求め憧れたような人ならば、ここにはじめて真の信仰が獲得されるようになるのである。」すなわち神経質は、恐怖や苦痛にとらわれたものであるから、恐怖や苦痛をその背後にある強い欲望と調和させ、自然服従の態度を体得させることによって治療できる、と森田は考えている。つまり、恐怖及び苦痛と欲望とは、表裏一体となっている。恐怖、苦痛が強いということは、よりよく生きたいという生の欲望が強いことを意味しているのである。

森田は、純粋な生の欲望について次のようにいう。「今、風呂焚きをする。石炭の一切れも無駄にせず、最も有効能率的に湯を沸かし、湯水を使うにも、最もこれを倹約することを工夫する。これが純なる生の欲望である。」森田は、純粋な生の欲望から出発した時には、思想の矛盾から起こる迷いはないと確信する。「思想の矛盾を離れた自然の生の欲望の発露するときに、いかなるときにも、場所にも、境遇にも、絶えざる心身の活動と緊張とがある。いかなることにも、その人自身のベストの適応性を発揮することができる。」つまり、どのような境遇に置かれても、その境遇になり切り、生の欲望を最大限に発揮することが大切である。森田によれば、「この生の欲望に乗りきったときに、そこに努力に対する苦痛も感じなければ、死の恐怖というものもない。」

生の欲望と死の恐怖は、表裏一体の関係にある。生の欲望がなければ、死の恐怖は起こらず、死の恐怖がないところに、生の欲望は成り立たない。この生の欲望と死の恐怖の関係は、カント（I. Kant, 1724–1804）の哲学において有名な二律背反の関係にあるともいえよう。二律背反とは、互いに対立したり矛盾したりする二つの概念の両方が存在しうる現実をいう。つまり、一方がなければ他方が存立しない二つの概念の関係をいう。

森田は、次のようにいう。「われわれの最も根本的な恐怖は、死の恐怖であって、それは表から見れば、生きたいという欲望であります。これがいわゆる命あっての物種であって、さらにそのうえに、われわれはよりよく生きたい、人に軽蔑されたくない、偉い人になりたい、とかいう向上欲に発展して、非常に複雑極まりないわれわれの欲望になるのである。それでわれわれは、自分はどうしてこのような欲望が起こるか、なにゆえに病気が恐ろしいか、不眠が苦しいとか、種々の場合と条件とを、自己反省によって追及していくと、その根本的な意味がわかってくる。これを自覚といって、修養を積むほど、その自覚が深く正しくなってくるのである。」つまり、死の恐怖とは、別の面から見れば、生の欲望なのである。森田は、「「生の欲望と死の恐怖」ということは、必ず相対的な言葉であって、同一の事柄の表裏両面観であります。生きたくないものは、死も恐ろしくはない。常に必ずこの関係を忘れてはなりません」と述べている。不安や苦悩は、よりよく生きたい欲望の表われであることを知らなければならない。森田はいう。「人が死にたくないのは、生きたいがためである。病気が悩ましいのは、思うように仕事ができないからである。神経質が不眠を恐れるのは、不眠が苦しいのではない。そのために仕事の能率が上がらないのを悩ましく思うがためである。赤面恐怖が苦しいのは、恥ずかしいのが困るのではない。それがために、自分の優越欲を満足させることができないからである。みな生きることの欲望の反面の表われであるのである。」この生きることへの欲望、すなわち生の欲望の表われを自覚し、生の欲望を素直に実践することによって、神経質者は、その本然を発揮し、大いに成長、向上しうるのである。

神経質の症状と生の欲望

神経質の症状は、強い生の欲望の、反面の表われである。注意を苦痛や恐怖の方にばかり向けないで、欲望の方へ向けることができれば、神経質の人は、自己の本然を大いに伸ばすことができる。森田はいう。「これと同じく、赤面恐怖は、優秀欲・支配欲・権勢欲・負けおしみ・勝ちたがりの反面でありまして、そのための劣等感や、恨みごと・過去の繰り言などに悩むものであります。したがって、その着眼点を恐怖の方ばかりに向けず、その欲望の方のみに向けさえすれば、心機一転、強迫観念は全快するのであります。それは死にたくないという恐怖を、生きたいという欲望に向けかえると同様であります。この欲望と恐怖との関係は、たとえば金持ちになりたいという欲望に対して、神経質は、事業の計画・研究・人の思惑やに、迷うばかりで少しも事業に手を出さず、その研究費用と座食とに、財産を失い、かつ借金になるようなものであります。」これを他の気質の人と比べると、意志薄弱性の気質の人は、はじめから欲望が乏しいから、努力も煩悶も強迫観念もなく、ただの貧乏のその日暮らしというふうである。またヒステリー性の人は、その時々の感情にかられて、理知的な反省がないから、思い立つままに、何かと手を出し、いつも失敗するけれども、まれには成金にもなり、またたちまちに破産もするとかいうふうである。森田は、「これらと比べても、最も上等の気質は神経質で、これは強迫観念や病的異常に迷う間は、敗残者のようでありますけれども、一度、心機一転して欲望と恐怖とが調和し、感情と理知とが、平衡を保つようになったときには、はじめて上等の人になります」という。欲望と恐怖との調和、感情と理知との拮抗は、治療で目指すところでもあるが、また神経質の人が達人の域に入る状態でもある。

向上心が強い

神経質の人は、生の欲望が強いが、それは向上心が強いことも意味している。森田はいう。「神経質に生まれても、赤面恐怖に生まれても、なんともしかたのないことです。これを生かしていくよりほかにしかたがない。劣等感を起こすのは、人に勝れたいがためである。そのあるがままであれば、ただその欲望にしたがって向上一路よりほかにしかたがない。そこから「努力即幸福」ということもわかってくる。神経質はそのまま神経質であって、これをいたずらに否定するようなことをしさえしなければ、そこにはただ希望に充ちた努力ということが現われるだけである。」神経質はよい性格であるから、それを生かしていくところには努力があるだけである。粘り強く自己の本然を生かし切れば、幸福となるのである。

また、神経質の人は、生の欲望が強く、向上心が強い反面、臆病で心配性である。そのため、自分の本来の欲望を見失ってしまうことがある。森田によれば、「要するに臆病はそのまま思いきりもっぱら臆病し、心配はそのまま心配すれば、臆病し心配しないようにという煩悶がなくなり、一方には自ら欲望に対する成就の工夫が活動するようになり、苦痛の自覚がなくなるのである。これがわれわれの体験における精神的事実である。」この指摘は非常に重要である。臆病でも心配性でも、ビクビク、ハラハラしながら、自分がなすべき行為にすっと入っていくことが大切である。臆病な人は何かをやりたい、乗り越えなければならないと強く希望しているが、果たしてできるか心配になる。森田はいう。「人生はこの臆病もしくは取越苦労が少ないほど、希望も活動も少ない小人格であり、いわゆる「大疑ありて大悟あり」というように、臆病の大なるほど、大人物である。冒険ということは、いわば一挙にして獲んとする大欲望に対する大臆病の突破であるともいいうるのである。」

大疑ありて大悟あり

鈴木知準は、この「大疑ありて大悟あり」について次のように述べている。「禅では「大疑ありて大悟あり」と言います。森田先生もよくこの言葉を使いました。大疑というのは大きな疑問ということではなく、何かに心が執着して動かなくなった状態を言います。ですから、今昔の心が、対人恐怖に粘りつき、強迫行為、心臓不安、書痙に粘りついていますね。そういういろいろな不安に粘りつき、動かなくなった心の状態が大疑の状態ときわめて近いと私は思うのです。大悟というのは、大きな悟りという意味で、心が展開した状態のことですね。心が動かなくなったこの大疑の状態を通って、初めて心の展開があるのです。臨済宗の公案禅というのは、敢えてそういう粘りつきを作ろうとしていると考えてもいいのではないかと私は考えるのです。」つまり、苦悩があることは、心が展開する先行物を持っているということである。神経質のとらわれは、先行物として悪戦苦闘している状態と考えられる。神経質者は、とらわれという先行物を持っているからこそ、そこを通って心は大きく展開し、まさに大悟に至りうるのである。

自覚

森田は、自覚ということに関して次のように述べている。「いまこの自覚ということについて、少し注意すべきことは、自覚はただ自己の本性を正しく深く細密に観察認識しさえすれば、それでよいのである。やりくり手段はいらない。ただ認めさえすればよい。これが最も大切なことで人の思い違いやすいところである。自分は怠けてはいけない。読書の興味を持たなければならない。人前に出ても大胆にならなければならないとかいうふうに、人間の小智悪智を弄することが最もよくないことである。しかもそれが今日の教育でも修養書でも宗教でも、みなそのように教えるところであるからなおさらに難しいことである。」このようでなければならないと、教育の場や修養書で教えるが、それは悪智であり思想の矛盾につながる。事実に対してやりくりはいらない。事実を事実として認め、自己の本性をよく観察すること、それが自覚にほかならない。森田は次のように述べている。「重ねていう、自覚することを知らないでいたずらに目前の思想の矛盾に迷っているものは、いたずらに物を大切にしなければならぬ、ということばかりに屈託して、土塊と宝物との見境さえもつかなくなる。この得難く立派な素質として、世に生まれ出た神経質の一生を酔生夢死に終わらせるや否やということが、一にこの自覚するや否やということに帰着するのである。」

よりよく生きたい

さて、大原健士郎らは、「生の欲望」に関して、記録を列記した資料から、森田は、「生の欲望」について少なくとも次のような考え方を含めていたと思われると指摘している。

(1) 病気になりたくない、死にたくない、生きたい。
(2) よりよく生きたい、人に軽蔑されたくない、人に認められたい。
(3) 知りたい、勉強したい。
(4) 偉くなりたい、幸福になりたい。
(5) 向上発展したい。

これらはそれぞれ異なった範疇に属するものであるが、森田はこれらを「生の欲望」と総称したのである。

これらの項目を見ると、「生の欲望」が単に死にたくない、生きたいということを意味するだけではなくて、そこには勉強したい、あるいは教育を受けたいという、向上心、意欲を含んでいることがわかる。この向上心や意欲は、人間であれば多かれ少なかれだれもが持ちうるものであるが、それを強く持っているものが、神経質者だということになる。だから、神経質者は、症状を克服し、さらに向上、発展しうる素質を有するといえるのである。

第五章　神経質を伸ばす生き方

一　森田正馬の人生観

人生観

森田は、人生観とは一般的にいえば、人生というものを全体的、総括的、直観的に見る方法を意味すると考える。人には生の欲望、すなわち反面から見れば、不幸の回避、死の恐怖というものがある。いいかえれば、快を求め不快を避け、生を全うし、永遠の命を得ようとする欲望がある。これが人生観の起こる原動力である。この原動力をもとに、人は、自分と外界とを相関的に直観し、思想を生じて、ここに人生観が起こる。つまり、よりよく生きたいと願う生の欲望とそれに拮抗する死の恐怖とが人生観の原動力である。

自分と外界とは相対的なものであり、世の中の現象は不変の法則に支配されて、たえず輪廻変転している。その現象を見る人の心によって、その評価が違うだけである。この見る人の立場は、その人の境遇、すなわち運命によると思われがちであるが、実際には、その境遇が同様であっても、おのおのその人によって、思想、人生観、生活に対する態度などいろいろ違ってくる。このように考えると、その違いの理由は結局、「各個人の先天的体質、すなわち素質から起こる気質の相違」ということに帰着すると森田は考える。この素質のことを仏教では「業」といっているようである。これを各人の人生観の起こる基礎的立場として見ることができる。究極的な真理を探究する哲学においてさえも、気質のおのおのの立場によって種々の相違がある。森田は、気質というものは、その人の素質の表われであって、その本質を変化させることはできないと考える。

性格論についての論究があるユング（C. G. Jung, 1875–1961）も、どうしてある事象に対して捉え方が人によって違うかは、気質、性格の問題によるとの考えに至った。その論拠は、ユングが、フロイトとその弟子に当たるアドラーではなぜ同様の神経症患者に対する精神療法の理論と方法が、異なるのかを考えていく内に、両者の性格の違いに帰着するとの結論に至ったことにある。

気分本位・事実本位・理知本位

森田は人生観を立てるその人の立場から、気分本位と事実本位と理知本位という三つに分けて考察している。人生の幸福とは何かという問題に対して、気分本位のものは、自分で満足感を有するものが幸福であるとする。事実本位のものは、自己の苦痛、不満足などはどうでもよい。ただ現実における人生に対して、最善の努力をしたものを幸福とする。理知本位のものは、まず人生の善悪観、幸福観とかいうものを立てて人生をこれに当てはめようと努力するものである。この三傾向を代表的に示すものは、詩人と科学者と哲学者とである。

気分本位のものは、その思想は当然演繹的となり、その弊害は思想の遊戯となり、しばしば循環論理に陥って、禅のいわゆる繫驢桔《けろけつ》、すなわちつまらないことに心が縛られることになり、あるいは思想の矛盾となって、思想と実際とが甚だしく遠ざかるようになり、迷妄に囚えられるようになる。気分本位の思想は、すべて事物の判断に自分の気分を満足させたいということから、次第に自欺を重ねて、思想に弄《もてあそ》ばれるようになる。あたかも酒を飲むものが、次第に酒に飲まれるようになるのと同様である。

事実本位のものは、その思想は常に帰納的になる。事実は客観的なものであるから、万人だれが見ても共通である。言葉尻の争いはいらない。この派の人はしたがって思想のやりくりにはあまり骨を折らないで、ただ事実に対する正しい深い観察に努力するようになる。森田は、思想とは事実の説明である、事実を離れて思想を思想する時に、その思想は遊戯に陥り、「知恵の駒」の玩具のようになってしまう、思想の極致は事実そのままにピッタリと一致したものであるといいたいと考える。

理知本位のものは、気分本位と事実本位との間に立つものであるが、一歩誤れば事実からますます遠ざかった思想のための思想になってしまうのである。理知本位の人は、理想主義とも見られる。この傾向の人は、人生を是非、善悪、正邪など価値的に批判し、自分の小智や小理屈で決めた基準に適合しないことは一切それをやらない。この傾向は、学者、宗教家、教育家などに多く見受けられる。この傾向の人は、よく机上論に陥り、抽象的な理屈にかぶれ、世の中の現実から遊離することが多い。理知本位は、また学生が時間割ばかり作り、明日から勉強しよう、明後日からしようと考えて、とうとう勉強ができないでしまうようなものである。

森田によれば、正しい人生観というものは、各人勝手わがままなものではない。必ず万人に共通であり、人の行為の模範であり、人生向上の指導でなければならない。これに対する要件は、まず小我を離れ、自己の気質を没却した底《てい》のもので、いわゆる大我の境涯に立ってのことでなければならない。こうなるには常に人生を観察批判するに当たり、自分も宇宙の一生物であり、社会における一個人であるとして、自己と外界との関係を客観的に見なければならない。すなわち我から見た他と、他から見た我とが、第三者から見て共通の見方でなければならない。

気分本位の打破と事実本位

神経質の人は、自分の苦痛に注意が集中するために、物事を事実に即して見ることができない。いたずらに、気分にとらわれるから、気分が晴れて、気が楽なら、なんと幸せなことか、気分が晴れ晴れしないで、嫌なことばかり気になるから何もやる気になれない、と矛盾したことを考える。

神経質の人は、気分本位の生活に陥りやすい。森田は、気分本位の反対の態度として、事実本位に生きるべきであると考える。「人生の行路は、苦楽つねに相伴っている。ことさらに苦楽を分けるに及ばない。その時々の事実を事実のままに認めさえすればたくさんである。」森田は、気分本位という場合の本位の意味を説明しながら、気分本位と事実本位の違いを明確にしようとする。「本位とは、物を測るのに、それを標準とすることで、人生でいえば、人生を観照して批判するところの、すなわち人生観の第一の条件とする観点を何におくかということについて、自分の気分を第一におこうとするものを気分本位というのである。毎日の価値を気分で判断する。今日は終日悲観しながらも、一人前働いたというときに、悲観したからだめだというのを気分本位といい、一人前働いたから、それでよいというのを事実本位というのであります。」

日々の生活の中で、気分に左右されているのは気分本位、事実に即して働くのは事実本位ということになる。森田は、気分本位と事実本位、その中間に理知本位が位置すると考える。

こうして気分本位は、このようにあるべきであるという考え方であるから、演繹的で、思想の遊戯となり、思想の矛盾に陥りやすい。事実本位は、事実に対する正しく深い観察に基づくから、帰納的で、思想をやりくりしないで、事実に即して生活する。森田療法では、思想を思想し、思想の矛盾に陥ることになる気分本位を打破し、事実の説明である思想を離れて、事実本位の生活へ向けることが最も重要となる。そのために遮断の環境の中で、絶対臥褥、作業療法を通して、事実だけになる態度を養うのである。

二　事実本位の生活の仕方

価値感情の没却

神経質の人は、物事に対する価値感情を強く持っている。価値感情に、執着しすぎる。たとえば、この仕事にはどんな意味があるとか、この仕事は汚いとか、楽しいとか辛いとか、また何事にもよいことであるとか悪いことであるとか、役に立つとか立たないとか、楽であるとか苦しいとか、難しいとか容易であるとか、こんな具合いに物事に対して一定の価値で判断し、評価し、すっと手を出すことをしない。

苦しいことや面倒なことでも、思いをめぐらし、考えているだけでなく、動きに入る態度が大切である。苦しいことは嫌と思い、辛いことは面倒と思う。これを、苦しいと思ってはならない、面倒と思ってはならないというのは価値感情であり、これによって思想の矛盾に陥る。苦しい、面倒だ、というところから出発して、工夫をして、前進してゆくことが大切である。喜びとか悲しみ、暑さや寒さも同じように対処するしかない。森田は次のように述べている。「この喜ぶとか悲しむとかいうことは、夏は暑く、冬は寒いというと同様で、どうにもしかたのない事実である。思い曲げようとしても、けっして曲がるものではない。すなわち洞山禅師は寒いときは寒になりきり、暑いときは熱になりきれと教えた。つまり、事実そのままよりほかに、しかたがない、という意味にほかならぬのである。」

理屈をいわない

神経質の人は、理屈をいって、自分の症状を正当化し、他人に同情してもらおうとする。ところが、神経質の症状は、もともとだれもが感じうる不調や不快感、嫌な考えに注意が集中したものであるから、理屈をいえばいうほど、注意は集中し、症状にとらわれ、行動できなくなり、また他人から相手にされなくなってしまう。理屈にとらわれると、こうでなければいけないという考えにこだわるので、実行できなくなる。

森田は、哲学や世界観の意義を無視するものではないが、そのようなものが、理屈だけになり、実行を害するものであってはならないと考える。森田は、理屈はさておき、事実に即して動きに入り切ることを重んじる。屁理屈をつけることは、強迫観念を助長する。動きあるのみである。屁理屈をつけ、悪智をもって、苦痛から逃避しようとすることは、自らを欺くことである。大切なのは、自ら欺く心を捨て、生の欲望や憧れを実現できるよう前向きに努力することである。

愚痴をいわない

愚痴をいえばいうほど、ますます注意が症状に集中するので、症状を強く感じるようになる。神経質の人は、自分の思い違いが自覚できない場合、自分の症状に対する他人の同情を求めようとする。これは単なる気休めであることを知るべきである。森田は次のようにいう。「神経質の患者がよくこぼすことであるが、人が誰も自分に思いやりをしてくれぬ、自分を理解してくれる人がないという。実は自分が人に理解してもらいたいのは、自分に都合のよい事柄に対してのみであって、何もかも自分の全部を見すかしてくれては大変である。皆貪瞋痴《とんじんち》から起こる愚痴である。」貪瞋痴とは、仏教語で三つの根本的な煩悩であり、対象を求める貪欲、怒りである瞋恚《しんい》、真理を見失う愚痴を意味する。これは、人間の心を毒する三毒ともいわれる。

また、強迫観念の患者が、この苦しみばかりは堪えられないが、他のことならどんなことでも決していとわないと真面目に訴える。一つの苦痛に堪えられないものは、どんな他の苦痛にも決して堪えられるものではないということを知らない。神経質の患者は、互いに相手の症状を理解できなくて互いに他を笑う。君は立派な身体で、元気なのにどこが苦しいのかという。いわれた当人は、人にはわからない苦痛だという。赤面恐怖は眩暈《めまい》頭痛を笑い、不潔恐怖は赤面恐怖を笑う。鼻の先端が見えるのが気になる鼻の恐怖などは、他の患者には想像もできない。不思議な馬鹿げたものとしか思われない。各患者が互いに自分のみが苦しい、人は馬鹿げていると思うのである。森田はいう。「もしこの患者が、ひとたび自我のとらわれから離れたときには、他のすべての患者に対して同情に値するものがあるということを知るようになる。このときにはじめて、自分の貪瞋痴を懺悔することができる。」

　愚痴をいっても、結局、他人が同情してくれたり、理解してくれることはない。愚痴をいわずに、ただ動きになり切ることが大切である。

物の性を尽くす

　森田は、「物の性《しょう》を尽くす」という態度を重んじる。物事に徹底的に打ち込み、とことんやり尽くすことを意味している。中途半端にやるのではなく、気分本位に流されるのでもなく、事実に即し、無駄を省き、やれるだけやる。森田は、次のように述べている。「『中庸』に「物の性を尽くす」ということがある。すべて物の持つ働き・値打ちをベストに発揮させることです。風呂焚きをすれば、塵紙やゴミでも、ことごとく有効にするように、全力で工夫する。」「このように心は四角八面に働いて、一心不乱の三昧の状態になることができる。」したがって森田は、物を大切に、使えるだけ使うという生活態度を大切にする。たとえば森田の家では、水を使うにも、洗面の水をそのままこぼさないで、バケツに取り、これを雑巾がけに使い、さらにそれを植木や撒水に使うというふうにしたようである。

形を整える

　神経質の人は、気分本位で、理屈をこねるから、すぐ動きに入ろうとしない。疲労感があるといって、朝いつまでも寝ている者もある。作業療法の期間においては、起床、就寝の時間は、一定に決められ、寝ているのは、七、八時間である。一日中、動き回る。規則正しい生活をすることによって、気分本位を打破していくのである。

形を整えるというのは、生活において、外相を整えることを意味する。たとえば、何か作業をする時は、用具や材料を揃え、身支度をし、その場へ行く、これが形を整えることである。理屈や価値感情で、作業の意味を問うたりしないで、動きに入ることである。

勉強をするなら、机に向かう。本を読むなら、とにかく活字を目で追う。電車に乗るなら、ホームで待っていて、電車が来たら乗る。勉強がはかどるとか、本の内容をよく理解でき記憶できるとか、気楽に電車に乗れるとか、気分や理屈はさておき、その動きにすっと入っていくことである。

臨機応変な態度

神経質の人は、このようでなければならない、という思想に固執して、その場その場で必要な動きに、入ることができない。とにかく間に合えばそれでいいのに、こうでなければならないという考えにとらわれ、動きに入れない。

森田は、良智と悪智との関係を述べている。。たとえば衛生上の知識があるとすれば、神経質の患者ならば自分の日常の生活のすべてをこの鋳型にはめてしまってまったく融通のきかないものになる。

「何でも自分の理屈で自分を支配しようとするのである。これが悪智である。これに反して良智の人は自分の生命の自然発動に従って行動し、身体に異常があればはじめてそのときに臨機応変の態度がとれる。このときに衛生上の知識があればあるほど有効になる。すなわち良智は身体の事実に適応して行動し、悪智は想像や思想で事実を作ろうとし、神経質の種々の症状が思想によって自ら作り出されたものであるというふうになるのである。」つまり、理屈によって、事実をやりくりしようとするのが、悪智であり、事実に即して行動するのが、良智である。神経質の人は、とかく理屈にとらわれるが、事実に即して動きに入る時、臨機応変な態度が取れる。

森田は、時と場合とにおける事情は、常に複雑極まりのないものであるから臨機応変で、決してこれを「どうすればよい」とかいう鋳型にはめるべきものではないと指摘する。

完全欲を発揮する

神経質の人は、中途半端なことを嫌う。何でも完璧にやろうとする。とことんやらなければ気が済まない、完全主義者である。ところが、完全を目指しても、何でも完全にやれることばかりではない。完全を目指すと、却って苦しくて、何も手につかなくなる。森田は次のようにいう。「あまり徹底しすぎる、それが邪魔になって苦しい。それをいい加減に調節したいという意味の質問である。ところがこの完全欲が強いほどますます偉い人になれる素質である。完全欲が少ないほど、下等な人物である。この完全欲をますます発揮させようというのが、このたびの治療法の最も大切なる眼目である。完全欲を否定し、抑圧し、排斥し、ごまかす必要は少しもない。学者にも金持ちにも、発明家にも、どこまでもあくことを知らない欲望がすなわち完全欲の表われである。」「この完全欲をそのままに持ちこたえていくことを自分の心の自然に服従するといい、おのおの境遇の変化に順応して、ますます工夫に努力することを境遇に従順であると称するのである。」何でも完璧にやろうとすると、苦しくて、なかなか手がつけられなくなるが、とにかくやることが大切である。あまりにも完全を求めて、徹底的にやろうとすると苦しいが、完全欲は神経質者のよい面であるから、完全欲を大いに発揮することが大切である。

自発活動の尊重

神経質の症状を克服するために、自ら、必要なことに早く手を出すことが大切である。どうしようか考えて、躊躇しているのではなく、すっと手を出せるようになったら、症状に執着し、迷いの世界にいる状態から脱出することになる。好きとか嫌いとか、きれいとか汚いとかの分別から離れ、すっと動きに入り切ることである。とにかく、理屈や原理原則にとらわれることなく、早く手を出す癖がつけば、神経質の症状は治っていく。それが神経質の人にはできるのである。

森田の思想は、仏教に影響されている面もあり、禅に通じるものがある。禅においても、すっと動きに入り切ること、素早い動きは重んじられる。ところが、森田は、少なくとも自分の療法における自発活動の尊重には、モンテッソーリからも影響を受けている。モンテッソーリは、イタリアの女性医学博士第一号であり、精神薄弱児に対する教育方法を普通児童に応用することを意図し、「子どもの家」での実践を通して、教育理論を形成していった教育実践家であり、教育学者である。森田はいう。「モンテッソーリ女史の児童教育が、いたずらに注入教育をしたり、児童を手を取って、世話をしてはいけないというのも、それは児童の自発心を没却し、自力の喜びを奪ってしまうからである。」

モンテッソーリは、子どもが物事に集中する時期があることを発見し、それを「集中現象」と名づけた。この「集中現象」は、神経質の治療における、なり切ることと関係があるかもしれない。ともかく、森田は、自発活動を尊重する。文化的宗教的背景はともかく、森田は、モンテッソーリの教育理論に大いに共鳴していた。

三　現在になり切る

事実《じじつ》唯真《ただしん》

事実唯真とは、事実をそのまま受け入れることであり、感情や感覚をそのまま感じ、境遇に柔順になり、動きになり切り、現在になり切ることである。

森田はいう。「苦痛は苦しい。努力は骨が折れる。これは花は紅・柳は緑というのと同様で、あるがままの如実である。なのに苦痛や努力は人生の当然であるから、これを肯定して、これを苦しいと思わず、満足としなければならぬというときに、柳は紅に、花は緑に感じなければならぬというように、そこに私のいわゆる思想の矛盾が起こって、事実唯真ということがなくなり、強迫観念の発生条件ができるのであります。」苦痛は苦しいと感じ、努力は骨が折れると思うのが、事実唯真である。思想の矛盾とは、事実と反対のことを考えることであり、そこから強迫観念が生じる。また森田は次のようにいう。「私の療法は、「事実唯真」「事実に非ざれば真に非ず」ということを、最も大事とする教え方であります。」

事実唯真とは、事実そのもののことであって、事実をやりくりして体裁を整えるようなことは不要なのである。事実を事実として受け入れ、事実になり切ること、これが森田療法の目指すところである。

自然に服従し、境遇に柔順なれ

森田は、事実唯真ということを、「自然に服従し、境遇に柔順なれ」という言葉でも教えている。

森田はいう。「急流の橋の上から見下ろすときや、汽車の走るところを見て、その中に吸い込まれるように感じ、眩暈のような感を起こすのは、みなこれを恐れて、その感覚に反抗するがためであって、流水または汽車と同じ速度に目を動かせば、まったく何の障りもなく、無碍自在であるのである。」

感情や感覚や動きになり切っている時、それに反抗しないで調和している時、無碍《むげ》自在である。

また森田は次のようにもいう。「一度自覚ができたときは、はじめてわれわれは、自分を主義や型に当てはめることは、まったく不可能であるということが、明らかにわかり、クラゲの生活のように、自然のままにあるときは、大安楽であるということがわかる。それで私の「自然に服従し、境遇に柔順なれ」と文句ができる。それはたとえば、いま私が腹がへった、それを「苦しいと感じ、食べたいと思ってはならぬ」といわずに、その感じ考えのままに従っているのを、「自然に服従」といい、しかし、いま私は腹を悪くしているから、食べすぎてはならぬと、そのとおりに我慢していることを、「境遇に柔順」というのである。これが感じと理智との自然の状態であって、最も安易な心の態度であるということを、体験によって、豁然と大悟することがあるのである。」

「自然に服従し、境遇に柔順なれ」という教えは、思想でやりくりするものではなく、事実になり切り、体得するものであって、体得によって自覚に達するのである。自分の身分や境遇に順応して、それに素直に服従し努力するのが「事実本位」の生活であり、実際主義、力行主義、本当の意味での自然主義である。力行主義は、努力して仕事などを行なうことを意味する。

森田が例えに挙げる、二宮金次郎や中江藤樹などがそうであったように、各人がそれぞれその境遇に応じて働き、不平もいわず、暇をぬすんで自分のしたい勉強をする。それは「事実本位」の心がけによって初めてできることである。

自然の本性

人は青年になると、精神の葛藤、煩悩が起こり、それにつられて思想が発達するようになり、人生問題を考えるようになる。一般に理想主義的となり、理想ばかりが高くなって、実行が伴わない。理想と実行の開きが大きいために、一歩誤ると気分本位の享楽主義となり、堕落して一生を誤ることにもなりかねない。

森田は当時流行の神経衰弱とかノイローゼとかいうものは、この思想発展の過渡期における一現象として起こることが多いと考える。「自然の本性に従う」といえば、したい放題の自堕落に陥ることのように思い違いやすいけれども、心ある人間の自然というものは、決してそんなに安っぽいものではない。何とかして立派な人間になりたい、何か一つの道で成功者といわれるようになりたい、自分の一生でこれだけは完成したいというやむにやまれぬ向上欲にみなぎっているのが、すなわち青年の持前の自然である。だから青年は自分本来の性情に従ってさえいけば、決して自堕落な生活に陥るようなことはない。森田は、「世の青年たちは、深くこの自分の本性を自覚しなければならない」と主張する。

素直な心

素直・従順・「はからわない心」というのは、「自然に服従し、境遇に柔順な心」である。たとえば、親や先生から命じられることを、面倒だとか無理だとか思い、反発する気分が起こっても、とにかく試しに命じられた通りにやってみることである。また自分の職業や地位に不平不満があり、あるいは自分の能力に自信がなく不安があっても、そのままに毎日の仕事にかじりつき、やり続けることである。もちろん、不当な命令や自分の適性に合わない仕事をがまんして続けなくてはいけないということをいっているのではない。まだ自分が未熟で経験が浅ければ、腹を立てて親や先生に反抗し、不平をいって自分のやるべき仕事をしないのは、わがままとか強情とかいうのである。また一方には、自分は従順でなくてはならない、不平不満の心を起こしてはならない、信じなくてはならないなどと、自分で自分の心をやりくりし、直そうとするのを「思想の矛盾」という。

腹立ち、不平、疑惑などは、われわれの心に折に触れて当然起こる感情であるから、その感情のままにあるのを「自然に服従する」といい、親の戒めにいやいやながらも従い、職業上やらねばならぬことをいやいやながらも実行するのを「境遇に柔順である」というのである。

森田は、柔順な態度は、仮説―実験―証明という科学的研究の法則にもかなっていると指摘する。たとえば、先生の言葉が無理のように思われても、ひょっとしたら先生のいうことが正しいかもしれないと考えるのを科学的には「仮説」といい、先生のいう通りに実行するのは「実験」に相当し、その後年月を経て先生のいわれたことは正しかったとわかるのが「証明」である。森田は、素直な心ほど安楽なものはないという。なぜなら、それは間違いのない事実そのものに従うからである。

純な心

森田は純な心を重視する。純な心とは、はからいや理屈のない、生の欲望に基づく素直な心持ちを意味し、すっと現在に入り切る態度である。純な心は、事実をそのまま受け入れる態度である。森田はいう。「私が「過ちて皿を割り、驚いてこれをつぎ合わせて見る、これ純なる心なり」といっているが、「アア惜しいことをした残念だ」という心そのままであったときは、その後けっしてこれと類似の過ちを繰り返すようなことはない。これに反して、「自分はそそっかしくていけない」とか「また叱られる」とかいうふうに考えたら、「注意しなくちゃならない」という考えが「思想の矛盾」となって、何度でも同様の過ちを反復するようになる。これが悟りと迷いの別れ道となるところである。」森田は、誤って皿を割ってしまった時、驚いてつぎ合わせ、残念だと思うのが純な心だという。これに理屈をつけて言い訳をする態度は、「思想の矛盾」となると考える。事実そのものをすっと受け入れ、事実そのものになり切る態度、これが純な心である。

森田は、腹を立てることに直面した時、純な心が発すれば長続きしないと考える。「私の郷里の土佐の武士道の戒めに、「男が腹が立てば、三日考えて、しかるのち断行せよ」ということがある。それでよい。そうすると、はじめのうちは頭が、ガンガンして、思慮がまとまらないが、おいおいとこのようにすれば、相手はどう、自分はどうということがわかってきて、それが二時間も半日も続くのは、容易な腹立ちではない。私のいわゆる「純なる心」の修養ができれば、「心は万境に随って転じ」で、けっして長く続くものではない。もし続けば、それは当然、続かなければならぬ重大事件であるのである。」

現在になり切る

森田療法において目指しているのは、現在になり切る態度を作り出すことである。この現在だけ、そのものだけになり切る態度を作り出すために、遮断の環境が大きな意味を持ってくる。他人がやるのではなく、自分が動きに入り切らなければならない。家族に助けを求めるわけにもいかなければ、気晴らしをしている暇もない。動きだけになるのである。気分がいいとか悪いとか考えて、休んでいるわけにもいかない。理屈抜きで動きに入り切るのである。神経質の人は生の欲望が強い。動き出したら、やるべきことをとことん徹底的にやるようになる。

森田は次のようにいう。「これを大きくいえば、われわれは人生の欲望に対して、常に念がけ、あこがれながら、その目的を見失わず、その現在の力のおよぶ限りのベストを尽くしている。これが「現在になりきる」ということの自然の状態である。しかもそのときには、自分で努力も苦痛も超越して、これを感じない、意識しないのであります。」

森田は、現在になり切ることについて、素直な人なら、必ずそのように動きになり切れると考えている。森田は、このなり切ることが、神経質の症状の治療において最も大事であり、またこのことは神経質の症状の治療だけではなく、神経質の本然を伸ばす上においても最も大事であると考えている。

「この「なりきる」ということが「悟り」です。われわれは人生の欲望に対して、常に念掛け、あこがれながら、その目的を失わず、しかも何かとその現在現在の事柄に対して、力の及ぶ限りのベストを尽くしているのが、「物そのものになりきる」という自然の状態であります。そこにはじめて「努力即幸福」という心境があるのです。」

四　神経質の症状を克服するために

神経質の症状を克服するためには、どのようにすればよいか簡潔に述べたい。

症状の本態を知ること

まず症状の本態を知ることが大切である。自分の考え違いによる誤った生活により、症状が固着したことに気づかなければならない。

神経質の症状は、ヒポコンドリー性基調という素質の上に、ある感覚への注意が繰り返し集中する精神交互作用によって固着する、という仕組みを理解しなければならない。また、思想の矛盾という考え方を理解し、強迫観念は、思想の矛盾から生じ、常に事実と反対になることを知るべきである。症状の本態を知ることによって、神経質の症状は、強い生の欲望が、誤った方向に向かって起こることがわかるのである。森田は、「もし自己本来の活動欲のままに進んでいくならば、かつて悲観した素質も今はどうでもよいことになる。すでにこのときには、頭痛も煩悶も昔の夢のように思い出されるのである。これが神経質の治癒である」と述べている。

生活を正し動きに入る

生活のリズムを正すことから始める。体が疲れているからといって、朝いつまでも寝ていたのでは、生活がよくならない。起床時間と就寝時間を一定に保ち、忙しい環境に身を置き、動き回る。すなわち、気分にとらわれている気分本位の生活から、事実本位の生活に転換しなければならない。その際、価値感情を没却し、理屈や愚痴をいわない。この仕事にどのような意味があるかとか、面倒であるとか、汚いとかいわず、やるべきことに手を出すことが大切である。

物の性を尽くし、事実に即して、無駄を省く。形を整えて、臨機応変な態度を心がける。形からすっと入っていくことが大切である。自分は何をやるべきかという目標を自覚し、不安は生の欲望の表われであることを認識し、夢と希望と憧れを追い求めて、ひたすら前へ歩んでいく。そうした生活の中で、素直な心、純な心が発現する。

森田療法は、神経質者がどのように生活し、自分の命を使い切るか、その方途を示している。それはまさに「生き尽くす」という言葉で表現するにふさわしい生き方であるといえよう。

第六章　森田療法と教育

一　森田療法と学校教育

学校教育のやり直し

森田療法は、精神療法として独自の歩みをしてきたが、森田自身は、常に教育との関係を念頭に置き、神経質治療法が神経質者の再教育を意味すると考えていた。森田は、当時の学校教育に対して鋭い批判の目を向けていた。

森田は、抽象的な知識を注入し暗記させ、理屈で物事を判断させる学校教育のやり方に批判的であった。森田は次のようにいう。「つめこみ教育はすこぶる有害である。つめこみ教育のために、記憶と会得、理論と実際、思想と実行との間にますます大きな隔りができるのである。」そして、「今日の教育は、ますます競争試験に走って記憶・思想と会得・実行が隔たり、無用有害の思想者・理論家を乱造しつつある」と。森田は、主知主義的な注入教育は、知識を記憶させ、思想を教えるから、実用的な知識を会得し、実際に実行することから離れて、理屈を捏ねる人間を育ててしまうと考える。注入教育は、神経質の症状を引き起こしやすくすると森田は考え、「当世教育の弊は、人をして、実際を離れ、徒らに抽象的たらしめ、思想の矛盾に陥らしむるにあり」と述べている。

このように、森田は、主知主義的な注入教育は、思想の矛盾に陥らせると考え、まったく反対の観点から入院療法を構想した。「ここの神経質の入院療法は、一つの精神修養法であって、学校教育のやり直しで、再教育というようなものです。今の学校教育の知識記憶の詰め込み主義とは、全く反対の着眼点から出発するものです。それで学校教育が多くて、それにこだわりの多いものほど、悟りが悪いのであります。」森田は、入院療法を学校教育のやり直しであると認識していた。

モンテッソーリの影響

森田の神経質治療法には、前述したように、モンテッソーリの影響が見られる。森田は、モンテッソーリの自発的活動の原理から、自発活動としての作業の着想を得ている。森田は、かつてある十四歳の低能児でその親も家庭教師もともに、この子には時計の時間を到底覚えさせることができないとあきらめていた者に、まず初め充分退屈させて自発活動を起こさせ、強いて教えるということを一切せず、その後本人が雷の距離を推測するということから時間に関する興味を起こし、後に一週間も経たない内についに時計の時間を読むことができるようになった、と報告しているが、この実例もモンテッソーリ主義に従ってやったものであると述懐している。森田は、この実例について、一般教育にも極めて大切な着眼点であると考えている。

森田は、日記を書かせて、字や文章を訓練する方法をモンテッソーリの「教えずに教える」教育方法と同じものであると考えている。「字を上手に書こう」ということや「精神を統一しよう」ということは、思想の矛盾であるから、机上の空論で、実際の役に立たない。森田によれば、この日記の終わりの方を見ると、前とは比較にならないほど、文章が上手になっている。森田は、注入教育で鋳型にはめる方法と違って、自発的に導いて、本人が自分でその気になることにより、非常に著明な効果があると指摘する。

新教育運動との類似

森田療法が、モンテッソーリの影響を受け、生活を中心に考え、自発活動としての作業を重視する点は、新教育運動と類似していると考えられる。

新教育運動とは、一九世紀末から二〇世紀初頭にかけて、欧米諸国を中心に、従来の教育を「旧教育」として批判し、新しい教育の在り方を探った教育改革の思想や運動の総称である。新教育運動の理念は、おおよそ、⑴児童中心主義、⑵全人主義、⑶活動主義、⑷労作主義、⑸生活中心主義に包括される。実際の運動理念は、これら諸概念が補完し合って構成されている。新教育運動の代表的なものには、田園教育舎、労作学校、合科教授、生活共同体学校、統一学校などの運動がある。

欧米諸国における新教育運動は、わが国の学校教育にも影響を及ぼした。この影響は、教師中心から児童中心へ、注入教授から自発学習へ、一斉教授から個別学習への転換を意味していた。この傾向は、明治期末からその萌芽が認められ、教師中心の旧教育を脱し、児童中心の新教育に立脚した私立学校が出現した。新教育は、やがて官公立学校にも波及した。わが国の新教育運動は、大正自由教育とも称される。

端的にいうと、新教育運動は、子どもの自発活動を尊重する児童中心主義の立場である。森田療法が確立する時期は、新教育運動が発展する時期に重なり、その影響を感じさせる。森田療法において、自発活動を尊重する点、作業を重視する点、生活を中心に考えている点は、新教育運動の理念の内、活動主義、労作主義、生活中心主義に類似する。ただし、新教育運動では、教育的な意図を持つ作業を通して、道徳力、精神力、技術力の調和的発展である全人陶冶を目的とするが、森田療法では、日常生活において目につくものはすべて作業の対象となり、神経質者の先天的素質であるヒポコンドリー性基調を陶冶ないし鍛錬し、精神交互作用及び思想の矛盾を破壊することを目的としている。

二　生きる力と生の欲望

児童生徒の生きる力

現行の小学校、中学校、高等学校及び特別支援学校の『学習指導要領』では、児童生徒の「生きる力」を育むことが、学校教育において最も重要な目的であると表明されている。「生きる力」が最初に提起されたのは、一九九六（平成八）年七月の中央教育審議会答申「21世紀を展望した我が国の教育の在り方について（第一次答申）」であり、副題に「子供に〔生きる力〕と〔ゆとり〕を」がつけられている。この答申の「はじめに」の部分では、「〔ゆとり〕の中で、子供たちに〔生きる力〕をはぐくんでいくことが基本であると考えた」、また、「〔生きる力〕は、学校・家庭・地域社会が相互に連携しつつ、社会全体ではぐくんでいくものであり、その育成は、大人一人一人が、社会のあらゆる場で取り組んでいくべき課題であると考えた」と述べられている。つまり、〔ゆとり〕の中で、〔生きる力〕を育んでいくことが基本であると指摘されている。

その後、『学習指導要領』、中央教育審議会答申において、「生きる力」の理念が継承されている。二〇〇八（平成二〇）年一月の中央教育審議会答申「幼稚園、小学校、中学校、高等学校及び特別支援学校の学習指導要領等の改善について」においては、二〇〇六（平成一八）年一二月の教育基本法改正、二〇〇七（平成一九）年六月の学校教育法の一部改正を踏まえ、学習指導要領改訂の基本的な考え方として、「生きる力」について次のように記述されている。「改正教育基本法や学校教育法の一部改正は、「生きる力」を支える「確かな学力」、「豊かな心」、「健やかな体」の調和を重視するとともに、学力の重要な要素は、①基礎的・基本的な知識・技能の習得、②知識・技能を活用して課題を解決するために必要な思考力・判断力・表現力等、③学習意欲、であることを示した。そこで示された教育の基本理念は、現行学習指導要領が重視している「生きる力」の育成にほかならない。」また、二〇一七(平成二九)年七月告示の『小学校学習指導要領総則編』では、次のように記述されている。「平成二八年一二月の中央教育審議会答申を受け、今回の改訂においては、情報化やグローバル化といった社会的変化が、人間の予測を超えて加速度的に進展するようになってきていることを踏まえ、複雑で予測困難な時代の中でも、児童一人一人が、社会の変化に受け身で対応するのではなく、主体的に向き合って関わり合い、自らの可能性を発揮し多様な他者と協働しながら、よりよい社会と幸福な人生を切り拓《ひら》き、未来の創り手となることができるよう、教育を通してそのために必要な力を育んでいくことを重視している。」「こうした力は、学校教育が長年その育成を目指してきた「生きる力」そのものであり、加速度的に変化する社会にあって「生きる力」の意義を改めて捉え直し、しっかりと発揮できるようにしていくことが重要となる。このため、本項において「生きる力」の育成を掲げ、各学校の創意工夫を生かした特色ある教育活動を通して、児童に確かな学力、豊かな心、健やかな体を育むことを目指すことを示している。」(『中学校学習指導要領(平成二九年告示)解説総則編』でも同様の文章になっている。)このように、『学習指導要領』の基本的な考え方は、各学校において、児童生徒に「生きる力」を育むことを目指し、児童生徒の発達の段階を考慮しつつ、「確かな学力」、「豊かな心」、「健やかな体」という知・徳・体の調和の取れた育成を重視している。

全人陶冶の理念

ところで、「生きる力」の内実を示している知・徳・体をバランスよく育てることが大切であるという考え方は、「生きる力」が提起されてから、注目されるようになったわけではない。改正前の教育基本法や学校教育法においても学校教育における知・徳・体の調和的発展を目標に掲げている。また、知・徳・体の調和的発展の思想は、教育史的には、近代教育学を基礎づけたとされるスイスの教育実践家であり教育思想家であるペスタロッチー（J. H. Pestalozzi, 1746–1827）にまで遡る。

ペスタロッチーは、一八二六年に刊行した『白鳥の歌』において、教育の原則を「生活が陶冶する」という言葉で表現した。「生活が陶冶する」とは、生活が人間を形成するということを意味する。すなわち、万人に備わる道徳力、精神力、技術力は、それを使用する単純な方法によってのみ発展するが、その能力を、言葉や観念によって押しつけ注入し、鋳型にはめ込むように形成するのではなく、子どもにとって「身近」な「生活」において、子ども自身が直観を生かし自己活動を通して、発展させることができるという意味である。ペスタロッチーは、まず、家庭生活の中で、子どもが見たり、聞いたり、体験したり、疑問に感じたり、考えたりすることすべてが、人間を形成する要素になると考えるのである。ペスタロッチーは、直観に基づく教授のメトーデを、「基礎陶冶の理念」と呼ぶようになる。

基礎陶冶は、家庭教育と初等教育を貫く理念である。精神力は知的能力を、技術力は身体の能力を意味するので、道徳力、精神力、技術力の調和的発展である全人陶冶の理念は、今日の知育・徳育・体育の調和的発展の理念に継承されていると見るべきである。その意味において、今日問題提起されている「生きる力」の源流は、ペスタロッチーの「生活が陶冶する」という考え方に基づく生活教育論及び作業教育論にあると見ることができよう。

仏教における四苦

「生きる力」を、人間の基底的・根源的状況である人間存在の有限性から捉えるために、釈尊の出家の動機である四苦との関連で見ていくことにする。これは、有名な四門出遊の伝説となって伝承されている。出家前の太子が王城の東門から外へ出て老人を見、南門から外へ出て病人を見、西門から外へ出て死人を見、北門から外へ出て出家修行者を見たという話である。それは、人が老いること、病むこと、死ぬこと、これは避けられないものであると自覚することであった。後に生の苦しみが加えられ、この生老病死の苦しみを四苦という。太子は、老人、病人、死人を見て、重苦しい気持になり、自己を省察し、やがて出家修行者を見て、自分も悟りを求めて修行者となることを決意する。二九歳の時に出家し、苦行の末、三五歳で菩提樹の下に座り、瞑想を通して悟りを開いたといわれる。この悟りは、正覚と呼ばれる。悟りの内容は、一義的に説明するのは難しいが、欲望を抑制しつつ、煩悩を受け入れて生きていくことを意味し、四諦、八正道などがその生き方を示唆している。

釈尊は、四苦に関連して次のような言葉を残している。「ああ短いかな、人の生命よ。百歳に達しないうちに死んでしまう。たといこれよりも長く生きるとしても、また老衰のために死ぬ」と。あるいは、「生命は〔死に〕導かれる。寿命は短い。老いに導かれていった者には、救いがない。死についてのこの恐ろしさに注視して、世間の利欲を捨てて、静けさをめざせ」と述べている。

ところで、森田が釈尊を神経質と見て、神経質を四苦と関連づけて考えていることは、注目に値する。森田はいう。「釋尊は小生の小なる見解によれば、神經質の理想的の大偉人であります。それがたへ人々の如何なる意見あるにもせよ、我々が感謝し、尊敬措く能はざる事業と眞理とを残したる大偉人といふ事に相違はありません」(『神經質』一九三二年八月)と。また森田は、「吾々のために、其第一の先覺者は、お釋迦様である。お釋迦様は、初めに若い時、「生老病死」の四苦を解決して、之から離脱し、安心立命を獲ようとする強迫観念にかゝつたのである」(『神經質』一九三五年三月)と述べている。この文章の後の部分で森田は、生老病死と強迫観念との関係について、次のように興味深い発言を残している。「扨《さて》、お釋迦様の「生老病死」の事は、誰も之を強迫観念とはいはないけれども、私の強迫観念の心理から應用すると、其間一貫相通ずる處があつて、同時に、この「生老病死」の四苦の解脱にも役立たうかと思ふのであります」と。つまり森田は、神経質治療法により強迫観念をはからわずに気にしつつ、動きになり切る生活ができるようになることは、仏教における四苦からの解脱に通ずると考えているのである。

こうして、森田は、治療のための一連の過程は、釈尊が解脱し、煩悩即菩提へ到達したことと同様のことと捉えていると考えられる。つまり森田は、神経質者が絶対臥褥と作業療法を通して、煩悶即解脱を体験し、現在になり切ることを悟りと考えたということである。

限界状況

こうした仏教の四苦と同様の苦しみを、ドイツの精神病理学者であり実存哲学者であるヤスパース(K. Jaspers, 1883–1969)は、「限界状況」という概念で表わした。ヤスパースはいう。「私は常に状況の中にあること、私は闘争や苦悩なしに生きられないこと、私は不可避的に負目をわが身に引き受けること、私は死ななければならないこと、このような状況を、私は限界状況と名づける。限界状況はそれ自体変わることがなく、ただその現象においてのみ変化する」と。つまり、限界状況は、われわれが突き当たり、挫折する壁のようなものである。限界状況は、現存在における意識にとっては存在しない。それゆえ、「諸々の状況が内在的に留まっている意識に属するように、限界状況は実存に属する。」

ヤスパースは、個々の限界状況として、「死」、「苦悩」、「闘争」、「負目」を挙げている。諸々の状況の中でも、人間が本来的に生きていくために飛躍をさせる契機となるのは、死であり、とりわけ自分の死である。そして、「あらゆる苦悩の背後に死がある。」死と苦悩は、人間が生きていく上で常につきまとっている状況であるのに対して、闘争と負目はわれわれの行為と関係する意識的な状況であるといえよう。

さて、われわれが限界状況に対処する仕方には二つあると考えられる。まず一つには、日常的な存在である現存在としてのわれわれは、限界状況を前にして目を閉ざすことによってのみそれらを回避することができる。だがそれでは、究極的にわれわれを放棄すること以外の何物でもない。「それゆえ、われわれは限界状況を克服するために、企画や打算によってではなく、まったく別の能動性、すなわちわれわれにおける可能的実存の生成、によって有意義に限界状況に反応するのである。つまり、われわれが目を見開いて限界状況に踏み入ることによって、われわれはわれわれ自身となるのである。」それゆえ限界状況は、真の自己存在である実存にとってのみ、現実として感得されるものとなる。したがってヤスパースは、「限界状況を経験することと実存することとは、同じことである」という。

このように、われわれは限界状況をじっと見据えて受け入れると同時に、そこに自己の生き方を根拠づける超越者と連繫して、実存へと飛躍することになる。すなわち、われわれは限界状況を引き受けて生きていく時、実存となるということができるので、このことを、「限界状況体験即実存」ということが可能であろう。

人間存在の有限性

こうして、仏教における四苦も、ヤスパースにおける限界状況も、究極的に人間が死という基底的かつ普遍的状況に直面していることを示唆している。この人間が常に死に直面しているという人間存在の有限性が、人間の生き方を規定しうるのである。もし仮に人間が死ななくて、永遠の命を持っているとしよう。そうすると、食事を取ることも、衛生に気をつけることも、他人と協調することも、学ぶことも、向上しようとすることも、働くことも、目標を目指して努力することもすべていらない。人間は死に直面しているから、食事を取り、清潔を保ち、経済的基盤のために働き、努力をするのである。だから学習することや教育が必要なのである。このことを発達課題ともいうが、その段階でやるべきことをやっておくことが必要である。人間はその年齢の時にすべきこと、その年齢を懸命に生きなければならない。だから「生きる力」とは、人間存在の有限性に対する真摯な自覚の上に、湧き出てくるものであると考えられる。この観点が、「中央教育審議会答申」にも、『学習指導要領』にも決定的に不足していると思われる。

我執と生の欲望

「生きる力」とは何かを考える上で、森田療法における「生の欲望」概念は重要な示唆を与えてくれる。生の欲望は、死にたくない、よりよく生きたい、勉強したい、よい職業に就きたい、幸せな暮らしをしたい、発展したいなどのように向上心や意欲として表われる。

神経質者は、「生の欲望」が強い。森田は、「生の欲望」と「死の恐怖」を対立するもの、拮抗するものと捉える。つまり、「生の欲望」と「死の恐怖」は、表裏一体の関係にある。「生の欲望」がなければ、「死の恐怖」は起こらず、「死の恐怖」がないところに、「生の欲望」は成り立たない。

ところで、精神医学者で森田療法の研究者である北西憲二は、森田療法の根底にあるものは、私たちの生きることに伴う苦しみの源泉である「我執〔我に執着した生き方〕」の解決であると考えている。北西は、森田療法は、仏教や老荘思想に代表されるいわゆる東洋的人間学を基盤に作り上げられたものであるという見解を示している。森田療法での精神現象に対する認識のスタイルは、原因結果論ではなく、円環論であり、つまり悪循環論である。これは仏教でいう因と縁という関係性の理解法である。この悪循環は、森田療法では、精神交互作用による「とらわれ」と呼ばれ、この悪循環を打破することが、治療において重要となる。

北西によれば、この悪循環論とともに、「もう一つ大きな特徴は、「恐怖」を「欲望」から理解している点である。森田はこの欲望を「生の欲望」という言葉で表し、人間の恐怖・不安を欲望から理解する観点を提供している。恐怖つまり煩悩を欲望から理解しようとするのは、原始仏教の基本的な認識である。」つまり人間は、欲望があるから、苦しむという認識の仕方である。したがって北西は、次のように述べている。「森田も、東洋的人間学の伝統を踏まえ、欲望が恐怖を生むと考えている。

森田は欲望と恐怖という概念を使って、神経症を、そして人間一般の苦悩を説明しようと試みる。」

北西は、森田療法の自然論、無我論には老荘思想と極めて近いものがあると指摘する。北西は、「森田自身は仏教、とくに禅と森田療法の関係は否定したが、その哲学的背景にわたくしはむしろ、老荘思想の影響を見ることができる」という。老子の思想の根幹は「無為自然」と呼ばれている。これは、一切の人為をなくし自然のままに生きる、自然の本性に従って生きるということである。老荘思想の「絶対無」は、仏教の「空」に通じる概念であり、これは自然に順応し、自然に倣う生き方を示し、森田の説くあるがまま、事実唯真そのものである。

こうして、森田のいう「生の欲望」は、「生きる力」を考える上で重要な示唆を与えてくれる。すなわち、「生の欲望」があるから「死の恐怖」が生じ、「死の恐怖」の意味を省察することによりわれわれは生き方を自覚する。ここに、欲望が煩悩を生むという仏教の認識の仕方が見られる。したがって、「生きる力」の根底に「生の欲望」があるともいえる。「生きる力」は、人間存在の有限性への自覚の上に湧き出るといったが、人間存在の有限性への自覚とは、煩悩を受け入れ解脱することに通ずる。つまり、「生きる力」は、よりよく生きたいという欲望、向上心や意欲として発現するとともに、欲望による煩悩を滅することにより、悟りや仏性に通じる可能性を持っていると考えることができよう。「生きる力」は、人間が死や苦悩に直面し、森田のいう「生の欲望」に即して生きていく際にその根底にある力である。

三　教育目的としての事実唯真

実際に当たる

森田は、実際を重んじるから、学校教育における練習ということを嫌う。彼は、「試すとか手習いにするとかいう事がいけないのである。この練習練習という事が、今日教育上の大なる弊害の一つである」という。森田が、練習が役に立たないというのは、その弊害を強調していったまでのことで、それがまったく必要でないという意味ではない。何事も常に実際に当面する時には、真剣になるから思ったよりもうまくできるのである。森田は、「この実際に当たるという事が、すなわちその練習になって、すなわち実際と練習とが、一如《いちにょ》になるのである。我々は何事も、常に練習という意識がある時には、必ず心に惰気があっていけない」と述べている。つまり、入院療法における作業も、練習ではなく、実際に当たるということなのである。森田が練習を嫌うのは、練習ではなく実際に当たることにより、真剣さが違うと考えるからである。

森田は、学問、教科の知識、道徳や倫理の知識も、実際に役に立たなければ意味がないと考えている。森田は次のようにいう。「学校教育の幾何学や倫理学やも、いたずらに机上の空論でなく、これを実行の上に、修養するように、教育家が、少しく注意を傾けるならば、種々の認識不足を、防ぐ事もできるはずである。学校で、物理の梃子作用の問題で、百点をとった生徒が、薪を割っても、石をこねても、毛頭その応用ができないで、学校教育の多いほど、反比例で、知識と実行とが遠ざかって行く、いわゆる知行合一とは、全く反対になるのである」と。森田は、学校で習得する知識が、実際にはこういうことだと考えることが少ない主知主義に対して、警鐘を鳴らしている。したがって森田は、知識は、実際の役に立つことによって能力になると考えていたといってもよいだろう。こうした点においても、森田は、児童生徒の自発活動を重視する新教育運動に近い考え方を持っていた。森田は、理屈によって、実際に当たらない態度を最も嫌うのである。

形から入る

森田は、神経質者に純な心を発現させ、事実唯真を体得させるために、臥褥療法から作業療法へ展開する入院療法を考案した。この一連のシステムは、患者を現実の生活から逃れられないそれだけの状況に置く。森田療法では、生活の形を整えることによって、体を動かし行動して、心に変化をもたらせようとする。この点について、北西憲二は次のように述べている。「ものを習得する、学ぶ、あるいは悟りを得るのに、身体的な行為、とくにある行動の型や身体的な形の修得を重視する考え方が、日本では伝統になっている。たとえば職人たちがその仕事を学ぶときにも、仕事の内容を知ることよりまず仕事の型を体で覚えることから始める。座禅を組むときには、その形を重視する。森田の考え方にもこれが見られ、それが現実に、日常に生きることを手がかりに人間を理解しようと試みる立場になっている」と。つまり、ここに示されているように、形を整えて、型から入り、身体的な行為を通して体得する動きは、従来学校の教育目標としては、十分捉え切れなかったものであると思われる。

学校生活での動き

さて、森田療法の観点から学校における教育目的を考えてみると、事実唯真であり、実際に当たることであり、現在になり切ることである。事実唯真は、思考して到達するものではなく、動きになり切り到達する。その意味で、事実唯真は、老荘思想や禅に通じる東洋的人間学に基づくものであり、学校の教育目的を新たに意味づける可能性を持っている。そこで次に、事実唯真を実際の学校教育の場面で考えてみる。

授業中なら、机に向かい、教師の話や説明に注意を向けて、板書された事項をノートに写したり、教師の指示通り、問題を解いたり、授業のまとめを書いたり、その動きになり切る。算数や数学の授業で、計算を習うなら、それに集中する。国語の授業で、教科書を読むなら、とにかく文章を目で追って声に出して読む。図画工作や美術の時間で、作品を制作するなら、それになり切る。体育の時間になったら、身支度を整えて、校庭や体育館へ行く。試技がうまかろうが、へたであろうが、教師の指導に従い、その動きに入り切る。とにかく逃げない。学級会で話し合いをするなら、人の意見をよく聞いて、自分の意見を述べる。給食当番になったら、急いで身支度して、配膳の準備をする。掃除の時間になったら、用具を持って担当する場所へ行って、素早く掃除をする。運動会の練習も、当日の準備、競技、片づけも、皆で協力して、素早く行なう。遠足も、修学旅行も、事前に準備をし、忘れ物がないようにし、集合時間に遅れないようにする。出発したら、予定表に従い、集合時間、休憩時間、決まりをよく守り行動する。日常では、登校時間に遅れないように、身支度して、一人で、あるいは集団で登校する。学校での一日の生活が終われば、下校する。

要するに、学校における教科活動及び教科外活動には、それぞれの目標があるが、同時に、児童生徒がそれぞれの活動にすっと入ることを目標にしている。知識や技能を習得したり、あるいは何かを作成したり達成したりする場合、到達すべき目標はあるが、そこへ到達するための過程も同様に重要である。つまり、形を整えて動きに入ることは、学校生活の基本である。児童生徒が、一つ一つの動きにすっと入り、現在になり切ることは、教育活動の過程になくてはならない態度である。したがって、現在になり切り、動きになり切ることも、学校の教育目的として捉えることができる。

学校の教育目標

現在のわが国における学校の教育目的は、民主主義国家の構成員、すなわち主権者を育成することを理念としている。このような法規等の規定を根拠とした、国家の在り方、社会が求める人間像という一定の理念に基づく教育目的論に対して、森田療法における事実唯真は、その人の日々の生活に直結するものである。理念としての教育目的論ではなく、動きに真価のある教育目的論であるといえよう。

さて、現行の『学習指導要領』に基づいて、事実唯真と学校の教育目標との関連を考えてみると、たとえば次のような目標を見出せると思われる。

何事も一生懸命やる。

全力を尽くす。

自分の目標を目指して、粘り強くやり遂げる。

協力し合って作業を行ない、すっと手を出す。

他の人の意見をよく聞く。

思いやりの心をもって人とかかわる。

あいさつをきちんと行なう。

家族を大切にする。

掃除を素早く行なう。

何事も準備と後かたづけをきちんと行なう。

学校の備品を大切にする。

飼育している動物や栽培している植物を大切にする。

このような教育目標は、小学校及び中学校の『学習指導要領』における道徳教育の内容に関連する部分がある。それは、また学校や学級の目標にも見られるものである。森田療法における事実唯真は、学校の教育目標に関連する動きそのものに通じる。

森田療法を学校の教育活動で実践する

森田療法を学校で実践するには、具体的にはどのようになるか考えてみる。森田療法では、動きに入り切った状態を作り出すので、学習指導でも生徒指導でも、児童生徒を気分本位ではなく、事実本位になり切るように指導する。

たとえば、授業中に教科書を一人で音読させられた際、つまずいて読めなくなり、顔を赤くした児童生徒がいたとする。教師が手を差しのべるのが一般的かもしれないが、とにかくつまずいても、顔を赤くしてもいいから、決められた区切りのところまで読み通すように指導する。

何事にも気にしやすく、心配性の児童生徒には、気になることは気にしながら、不安を感じたら不安なままやるべきことに手を出し動きになり切るように指導する。教室の中にいるのが精神的に苦痛であるという児童生徒には、苦痛でもとにかく机を前にして座って授業を受けるよう指導する。学級の友人の視線が気になるという児童生徒には、視線を気にしながら学習を続けることが大切だと指導する。

体育が苦手な児童生徒には、試技が上手にできなくても、形を整えていやいやでも繰り返し練習させる。あるいは、一歩手前の段階からやらせるような配慮も時には必要となるであろうが、とにかく逃げないで挑戦させる。プールの時間が嫌いで水泳が苦手な児童生徒には、水に入り、顔を水につけさせたり、体を浮かせたりして、できるところから慣れさせる。体育やプールの時間の着替えは、素早くやるように指導する。

給食の準備は素早く行ない、だらだらしないでさっと食べ、素早く片づけをする。掃除の時間になったら、素早く机を運び、用具を用意して、手分けをして素早く作業を行なう。

乗り物酔いが気になる児童生徒には、バスの前方の座席に座らせ、気持が悪くなったら吐けばよいのだから、自分でエチケット袋を用意しておくように指導する。

こうした指導は、森田療法に即して考えれば、事実唯真であり、正しい指導である。しかし今日、児童生徒が教師に苦痛や不安を訴えた際、苦痛は苦痛のまま勉強に集中しなさい、不安はどうしようもないから不安なまま動きなさいといえば、冷たい教師、指導力不足の教師として、保護者からクレームが出そうである。教師は、児童生徒や保護者に誤解を与えないように指導すべきであるが、苦痛や不安は人間が生きる上で常につきまとうものである。苦痛や不安は、何事かを乗り越えなければならない意欲がある時、その反面として強く感じられるものであるから、苦痛なことは避けなさい、不安は気にしないようにしなさいでは、事実から遠ざかることはいうまでもない。不安はどうにもならない。不安なままにやるべきことをしなさいということが、正しい指導であり、人間の自然な生き方である。気にしないようにしなさいでは、どのようにすれば気にならなくなるのか強迫観念に陥るだけである。森田療法は、従来の指導を逆転させる発想を持っている。それは、事実を直視するからである。ただし、前述したように、森田療法はもともと神経質を対象とする精神療法であり、神経質者は生の欲望が強く向上心がある。したがって、向上心や意欲に乏しい児童生徒に対しては、このような方法は、残念ながら、難しいかもしれない。

四　新型コロナウイルス感染症の時代を生きる

新型コロナウイルス感染症による社会不安の状況の中で、われわれの生活に森田療法が示唆するものを、三点について考察する。

科学的知見に基づくこと

第一は、科学的知見に基づくことである。森田療法は、仏教的雰囲気を有する精神療法であるが、仏教の教理から演繹的に構成されたものではない。森田は仏教に強い関心を持ち続けていたが、明治維新以降の欧米の学問や文化を導入する潮流の中で、精神医学を学んだ。森田は二九歳の時、東京帝国大学助手の辞令を受け、呉秀三の指導の下に東京府立巣鴨病院に勤務する。呉はドイツに留学していた際に、科学的な研究方法に基づき、近代精神医学の基礎を築いたクレペリンの指導の下で精神医学を修得した。森田は、呉を通して、クレペリンの研究方法を学んだことになる。

ハイデルベルク大学においてクレペリンの学統で精神医学を学んだヤスパースによれば、科学は、強制的な確実性と普遍妥当性を持つ方法的認識である。森田の学説は、当時、欧米の精神医学界では十分認められなかったが、ヒポコンドリー性基調説や精神交互作用説などは、科学的な知見に基づいたものであり、今日では欧米の精神医学者からも高く評価されるようになっている。

新型コロナウイルスについても、恐怖を感じる前に、まず科学的な知見から学ぶことが大切である。このウイルスについて知ることによって、人と人との距離を保つこと、換気をすること、飛沫感染を防ぐために不織布マスクを着用すること、アルコールで消毒すること、手洗いやうがいを励行することなどの大切さを知り、実行するようになる。

ワクチンや現在使用されている薬、今後開発されるであろう治療薬についても、同様にあくまで科学的根拠に基づいて受け入れるべきである。個人の意志、主体的な決断を尊重すべきであるが、迷信やデマなど科学的根拠のないものに左右されるべきではない。十分注意していても万が一感染してしまったら、保健所や医療機関の指示に従い、適切な対応をするしかない。

四苦の自覚

第二は、生老病死の四苦を自覚することである。森田療法では、不安の背後に死の恐怖があると捉える。つまり死の恐怖が生じるのは、人間がよりよく生きたいという願望があるからであり、生存欲、向上欲である生の欲望があるからだと考える。森田は、生の欲望と死の恐怖を対立するもの、拮抗するものと捉える。

四苦という人間の有限性を自覚することは、新型コロナウイルス感染症拡大という社会不安の根源にあるものを認識することにつながる。このウイルスが人間に恐怖を感じさせるのは、感染した患者の一部は、重症化し、死に至る場合が少なくないことである。この不安は多かれ少なかれすべての人々に共有されるが、個々の人間の性格によるところが大きいと考えられ、特に死を恐れ強い不安を感じるのは、神経質者である。つまり、四苦を強く感じる人間は、ヒポコンドリー性基調が強く、神経質だということになる。死に至る恐怖を感じれば、徹底して感染しないように注意を払って生活するしかない。

現在になり切る生活

第三は、現在になり切ることである。これは、森田療法で目指す事実唯真であり、「あるがまま」、「自然に服従し、境遇に柔順なれ」も同様の意味である。

森田は、「要するに、人生は、苦は苦であり楽は楽である。「柳は緑、花は紅」である。その「あるがまま」にあり、「自然に服従し、境遇に柔順である」のが真の道である」という。不安であるとか嫌であるとか価値判断をして行動しないのではなく、その場で必要な動きにすっと入るのが、現在になり切ることである。森田は、この「なりきる」ということが悟りであると明言する。

不安を強く感じ、死の恐怖に苦しむ人々がどのように生活すべきかを、森田療法の考え方から学ぶことが大切である。不安が強ければ、いわゆる新型コロナウイルス感染恐怖症にならないとも限らない。そうした恐怖症により、不安や抑うつ状態で、通常の生活ができなくなることを避けるために、森田療法の考え方が大いに役立つ。神経質者は、心配性で慎重であるから、率先して感染症防止の生活態度を示し、模範的な行動を取りうる素質を持っている。仕事や学校など外出しなければならない時は、万全を期しつつ、不安を持ちながらもその必要な動きにすっと入ることである。現在になり切り、動きになり切るしかない。

森田療法では、神経質の不安に押しつぶされ、人間としての通常の行動に支障が出て苦しんでいる人々に、日常生活においてなすべきことにすっと入れる態度を身につけさせようとする。したがって、今日のような死に至る感染症の恐怖から生じる社会不安の時代では、森田療法は、神経質者の不安を解決する方途を指し示すだけではなく、生命の有限性に直面するすべての人々に、いかに生活すべきかを示唆するであろう。それゆえ森田療法は、社会不安を克服するための精神療法としての可能性も

有していると いえよう。

引用・参考文献

高良武久編集代表『森田正馬全集』第一巻、白揚社、一九七四年。

高良武久編集代表『森田正馬全集』第二巻、白揚社、一九七四年。

高良武久編集代表『森田正馬全集』第三巻、白揚社、一九七四年。

高良武久編集代表『森田正馬全集』第四巻、白揚社、一九七四年。

高良武久編集代表『森田正馬全集』第五巻、白揚社、一九七五年。

高良武久編集代表『森田正馬全集』第六巻、白揚社、一九七五年。

高良武久編集代表『森田正馬全集』第七巻、白揚社、一九七五年。

森田正馬「神經衰弱と精神修養」、『神經質』六巻三号、神經質研究会、一九三五年三月。

森田正馬『神経質の本態と療法』白揚社、一九六〇年。

森田正馬『新版神経質の本態と療法』白揚社、二〇〇四年。

森田正馬『神経衰弱と強迫観念の根治法〔新版〕』白揚社、一九九五年。

森田正馬『精神療法講義』白揚社、一九八三年。

森田正馬『恋愛の心理』白揚社、一九九八年。

森田正馬、水谷啓二編『新版自覚と悟りへの道――神経質に悩む人のために』白揚社、二〇〇七年。

森田正馬、水谷啓二編『生の欲望〔新版〕』白揚社、一九九九年。


藍沢鎮雄・岩井寛・熊野明夫・清水信・増野肇『森田正馬精神療法入門』有斐閣、一九七八年。

青木薫久『神経質の性格――その特徴と生かし方』ナツメ社、一九七九年。

岩井寛・阿部亨『森田療法の理論と実際』金剛出版、一九七五年。

岩井寛『森田療法』講談社、一九八六年。

宇佐晋一・木下勇作『あるがままの世界――仏教と森田療法』東方出版、一九八七年。

牛島定信『人格の病理と精神療法――精神分析、森田療法、そして精神医学』金剛出版、二〇〇四年。

江藤恭二・木下法也・渡部晶編著『西洋近代教育史』学文社、一九七九年。

大原健士郎・藍沢鎮雄・岩井寛『森田療法』文光堂、一九七〇年。

大原健士郎『新しい森田療法』講談社、二〇〇〇年。

大原健士郎『神経質性格、その正常と異常――森田療法入門』（大原健士郎選集①）星和書店、二〇〇七年。

大原健士郎『あるがままに生きる』（大原健士郎選集②）星和書店、二〇〇八年。

大原健士郎『とらわれる生き方、あるがままの生き方』（大原健士郎選集③）星和書店、二〇〇九年。

岡本重慶『知られざる森田療法』北樹出版、二〇〇七年。

岡本重慶『忘れられた森田療法——歴史と本質を思い出す』創元社、二〇一五年。

金原俊輔『心なんかどうでもいい——大学生・高校生・中学生の悩みに答える森田療法』学文社、二〇〇八年。

北西憲二『我執の病理——森田療法による「生きること」の探究』白揚社、二〇〇一年。

北西憲二『回復の人間学——森田療法による「生きること」の転換』白揚社、二〇一二年。

高良武久『人間の性格』白揚社、一九五九年。

高良武久『生きる知恵——ノイローゼを活かす正しい生活道』白揚社、一九七二年。

高良武久『森田療法のすすめ』白揚社、一九七六年。

高良武久『森田精神療法の実際——あるがままの人間学』白揚社、一九七六年。

古閑義之『ノイローゼの正体と生かし方——いかに自己を活かしてゆくか』白揚社、一九五七年。

下田光造「森田博士の追憶」、『精神衛生講話』岩波書店、一九四二年。

正知会編『鈴木知準診療所における入院森田療法——体験者の記録』三恵社、二〇一六年。

鈴木知準『一つの生き方——ノイローゼ根治の道』白揚社、一九六〇年。

鈴木知準『ノイローゼの治し方』白揚社、一九七四年。

鈴木知準『ノイローゼの体験療法——森田療法について』誠信書房、一九六九年。

鈴木知準『ノイローゼの話し合い療法』誠信書房、一九七六年。

鈴木知準『森田療法を語る』誠信書房、一九七七年。

鈴木知準『ノイローゼの積極的解決──その治療戦略』誠信書房、一九八〇年。

鈴木知準『ノイローゼ全治の道を語る』誠信書房、一九八四年。

鈴木知準『神経症はこんな風に全治する──森田療法の道』誠信書房、一九八六年。

鈴木知準『不安解決の講義──神経症の苦しみを救う』誠信書房、一九八七年。

生活の発見会編『現代に生きる森田正馬のことばⅠ──悩みには意味がある』白揚社、一九九八年。

生活の発見会編『現代に生きる森田正馬のことばⅡ──新しい自分で生きる』白揚社、一九九八年。

田代信維『森田療法入門──「生きる」ということ』創元社、二〇〇一年。

辻村明『私の人生を救った森田療法──私はこうして「こころの病」を克服した』ごま書房、二〇〇八年。

土屋忠雄・渡部晶・木下法也編『概説近代教育史』川島書店、一九六七年。

豊泉清浩『ヤスパース教育哲学序説──ボルノーからヤスパースへ：自己生成論の可能性』川島書店、二〇〇一年。

豊泉清浩「森田療法における教育観に関する一考察」、『日本森田療法学会雑誌』第一六巻第二号、日本森田療法学会、二〇〇五年。

豊泉清浩『森田療法に学ぶ──神経質を伸ばす生き方』川島書店、二〇〇六年。

豊泉清浩「森田療法における絶対臥褥と作業療法の人間形成的意義──モンテッソーリ法の観点から」、『日本森田療法学会雑誌』第一八巻第二号、日本森田療法学会、二〇〇七年。

豊泉清浩「森田療法における生活と作業に関する一考察――新教育運動の観点から」、『日本森田療法学会雑誌』第二一巻第二号、日本森田療法学会、二〇一〇年。

豊泉清浩「森田療法における教育目的論の可能性に関する一考察」、『日本仏教教育学研究』第二十一号、日本仏教教育学会、二〇一三年。

豊泉清浩「森田療法における不安の解決について――仏教教育の観点から」、『日本仏教教育学研究』第三十号、日本仏教教育学会、二〇二二年。

中村元『中村元選集〔決定版〕第11巻　ゴータマ・ブッダI　原始仏教I』春秋社、一九九二年。

中村元訳『ブッダのことば――スッタニパータ』岩波書店、一九五八年。

中村元訳『ブッダ神々との対話――サンユッタ・ニカーヤI』岩波書店、一九八六年。

中山和彦『言葉で理解する森田療法――まったく新しい森田療法のかたち』白揚社、二〇一四年。

日本仏教教育学会編『仏教的世界の教育論理――仏教と教育の接点』法蔵館、二〇一六年。

野村章恒『森田正馬評伝』白揚社、一九七四年。

長谷川洋三『しつけの再発見――親と子で学ぶ森田療法』白揚社、一九八四年。

畑野文夫『森田療法の誕生――森田正馬の生涯と業績』三恵社、二〇一六年。

帚木蓬生『生きる力――森田正馬の15の提言』朝日新聞出版、二〇一三年。

J・ペスタロッチー、東岸克好・米山弘訳『隠者の夕暮・白鳥の歌・基礎陶冶の理念』玉川大学出版部、一九八九年。

水谷啓二編『森田療法入門（上）―ノイローゼを活かす正しい人間学』白揚社、一九六八年。

水谷啓二編『森田療法入門（下）―ノイローゼを活かす正しい人間学』白揚社、一九七〇年。

モンテッソーリ、阿部真美子・白川蓉子訳『モンテッソーリ・メソッド』（世界教育学選集77）明治図書、一九七四年。

M・モンテッソーリ、阿部真美子訳『自発的活動の原理――続モンテッソーリ・メソッド』（世界新教育運動選書19）明治図書、一九九〇年。

カール・ヤスパース、福井一光訳『大学の理念』理想社、一九九九年。

C・G・ユング、林道義訳『タイプ論』みすず書房、一九八七年。

渡辺利夫『神経症の時代――わが内なる森田正馬』TBSブリタニカ、一九九六年。

あとがき

新型コロナウイルス感染症拡大も三年目に入ると、政府の政策は緊急事態宣言の発出やまん延防止等重点措置を抑え、感染症との共存を目指す方向へ動いている。つまり、基本的な感染症対策は維持、継続しつつも、人々の外出を制限するのではなく、通常の生活に近づけようとしている。このような状況において、もうあまり気にせずに外出できる人がいるかと思えば、外出をできるだけ控える人がいる。もちろん、年齢などによっても行動が異なるにちがいない。仕事があれば職場へ行かなければならないし、学業のために学校へ行かなければならない。あるいは、感染症対策に厳格な人とそうでない人がいる。こうした違いを、本書では神経質と関連づけ、ヒポコンドリー性基調の強弱によるのではないかと考えた。

森田は、神経質は環境によっても起こりうるが、基本的に神経質は素質であり、生まれつきの気質であると考えている。私も、神経質は生まれながらにその傾向が備わっているのではないかと思う。だからこそ、神経質者はヒポコンドリー性基調を鍛錬または陶治することが生きる道である。そして生活を通して、精神交互作用と思想の矛盾を破壊するために、動きに入り切ることである。森田療法は、不安を消去する精神療法ではなく、不安とともに生きることを教えてくれる。不安で症状が気になっても、動きにすっと入ることが大切である。

森田による当時の学校教育批判は、今日に通じるところがある。知識や価値に重きを置くあまり、抽象的な事柄と理屈に傾き、実際に当たらない。これでは思想の矛盾に陥ってしまう。森田は学校教育において実際に当たることの重要性を認識していたから、知識を記憶させる詰め込みとは反対の立場から入院療法を考案した。そして森田は、入院療法を学校教育のやり直しで再教育のようなものと考えていた。したがって本書の特色は、「第六章　森田療法と教育」の部分にある。とりわけ児童生徒を思想の矛盾に陥らせ、強迫観念を助長しないためにも、事実唯真を学校の教育目的と捉える観点は重要であると考えている。

本書でも書いたように、私は鈴木知準先生の指導の下で森田療法を四十二間受けた。そこは精神療法の場であったが、学校のような雰囲気であった。自分の不安を解決しようと集まった人達との生活の中で、作業を効率よく進めることに注意を集中していった。鈴木知準先生からは、「動き回って、現在になり切る」ことを示唆していただいた。神経質の人は、頭で考えて動きに入れないが、「ちょろっと入る」ことが大切だと折に触れて導いていただいた。このことから、教育実習を前に不安を感じる学生に対して、「不安を感じても、とにかく学校へ行き、そこでの動きになり切ること」、「心配だと思ったら、事前に準備をすることに心を傾けること」という指導に結びつくようになった。

私は幼い頃から神経質の傾向があり、青年時代に神経質の症状により生活が後退した時期もあった。それでも今日の私があるのは、常に深い愛情をもって導き、温かい支援を惜しまなかった父と母のおかげである。年齢を重ねてくると、神経質は根本的には治らないが、神経質でも粘れば気にしつつやるべきことができるとの意を強く持つようなった。また、人生は苦悩を持ちつつ歩み続けることだと思うようになった。心からの感謝の気持を込めて、本書を父と母の霊前に捧げたい。

出版事情が大変厳しい折、今回も本書の出版を快くお引き受けいただいた川島書店並びに同編集部の松田博明氏に心からお礼申し上げたい。松田氏のご配慮によって、本書の刊行が実現できたことに感謝している。

二〇二二年十一月一日

豊泉　清浩

著者略歴

豊泉 清浩（とよいずみ・せいこう）

1957 年生まれ。中央大学文学部卒業、青山学院大学大学院文学研究科教育学専攻博士後期課程満期退学、浦和大学短期大学部教授、群馬大学教育学部教授を経て、現在、文教大学教育学部教授、群馬大学名誉教授、博士（教育学）。

主著 『いま教育を考えるための８章（改訂版）』（共著）川島書店、1999 年。
『ヤスパース教育哲学序説』川島書店、2001 年。
『森田療法に学ぶ』川島書店、2006 年。
『教育人間科学の探求』（共著）学文社、2011 年。
『フレーベル教育学研究』川島書店、2014 年。
『仏教的世界の教育論理』（共著）法蔵館、2016 年。
『フレーベル教育学入門』川島書店、2017 年。

神経質を伸ばす森田療法

2023 年 3 月 10日　第 1 刷発行

著 者 豊 泉 清 浩
発行者 中 村 裕 二
発行所 ㈲ 川 島 書 店
〒 165-0026
東京都中野区新井 2-16-7
電話 03-3388-5065
（営業）電話・FAX 03-5965-2770

DTP・風草工房
印刷 製本・松澤印刷株式会社

落丁・乱丁本はお取替いたします　振替・00170-5-34102

＊定価はカバーに表示してあります
ISBN978-4-7610-0948-9 C3011

森田療法に学ぶ

豊泉清浩 著

森田療法は，神経症克服のための技法として，わが国独自に発展をとげた精神療法であるが，本書は，著者自身の森田療法体験（日誌）を軸にして，森田療法から学ぶべき考え方と生活法が簡潔にかつ滋味豊かに述べられ，読者は生き方に役立つ指針を与えられよう。 ★四六・182頁 定価 2,090円

ISBN 978-4-7610-0832-1

フレーベル教育学入門

豊泉清浩 著

前著「フレーベル教育学研究」は専門的な内容が多く，フレーベルの生涯についての記述が断片的となり，全体が見渡しにくかったが，本書では，彼の生涯と教育思想についての記述をまとまりのあるものにし，前著の解説書ならびに平易な入門書をめざした。 ★ A5・194頁 定価 2,420円

ISBN 978-4-7610-0916-8

フレーベル教育学研究

豊泉清浩 著

従来のフレーベル研究では，どちらかといえば，幼稚園に力点が置かれてきたが，本書では，彼の独特な世界観・教育思想（球体法則）を新たにユングの分析心理学，とりわけ元型論を方法とし，父性と母性の観点から考究を試みる，著者長年の研究の集大成。 ★ A5・324頁 定価 5,500円

ISBN 978-4-7610-0900-7

アドラー心理学を生きる

ジュリア・ヤン，アラン・ミリレン他 今井康博・日野遼香 訳

アドラーの説く５つの人生上のタスク一仕事，愛，交友，自身との関係，そして宇宙との関係一における精神的健康を理解し，その実現に向けた，勇気のハンドブック。（評）美しい翻訳で読みやすい。読むたびに誰かと勇気について語り合いたくなるだろう。 ★ A5・312頁 定価 4,180円

ISBN 978-4-7610-0932-8

心地よさを求めて

ポール・ラスムッセン　今井康博 訳

感情とは，私たちにとってどんな存在なのだろうか？　アドラー心理学の基本理念とＴ・ミロンの進化論的行動原理を軸に展開する本書によれば，ひとは「心地よくあるため」に日々様々な感情を駆使しているのだという。私たちの常識を問い直す新しい感情論。 ★ A5・400頁 定価 4,950円

ISBN 978-4-7610-0945-8

川　島　書　店

https://kawashima-pb.kazekusa.jp/（定価は税込 2022年12月現在）